国家卫生健康委员会"十四五"规划教

全国中等卫生职业教育配套教材

供护理专业用

健康评估
学习指导

主　编　胡晓迎　张　玲

副主编　孙凤利　崔　宏　范梁伟

编　者（以姓氏笔画为序）

计亚萍（桐乡市卫生学校）

孙凤利（秦皇岛市卫生学校）

张　玲（重庆市医药卫生学校）

范梁伟（云南省临沧卫生学校）

赵宇航（沈阳市中医药学校）

胡晓迎（珠海市卫生学校）

聂广馗（山东省济宁卫生学校）

郭　丹（重庆医科大学附属第一医院）

崔　宏（辽宁医药化工职业技术学院）

人民卫生出版社
·北京·

图书在版编目（CIP）数据

健康评估学习指导 / 胡晓迎, 张玲主编. -- 北京：
人民卫生出版社, 2025.1
ISBN 978-7-117-35495-0

Ⅰ. ①健… Ⅱ. ①胡… ②张… Ⅲ. ①健康－评估－
中等专业学校－教学参考资料 Ⅳ. ①R471

中国国家版本馆 CIP 数据核字（2023）第 199026 号

人卫智网	www.ipmph.com	医学教育、学术、考试、健康， 购书智慧智能综合服务平台
人卫官网	www.pmph.com	人卫官方资讯发布平台

健康评估学习指导
Jiankang Pinggu Xuexi Zhidao

主　　编：胡晓迎　张　玲
出版发行：人民卫生出版社（中继线 010-59780011）
地　　址：北京市朝阳区潘家园南里 19 号
邮　　编：100021
E - mail：pmph @ pmph.com
购书热线：010-59787592　010-59787584　010-65264830
印　　刷：河北博文科技印务有限公司
经　　销：新华书店
开　　本：787 × 1092　1/16　　印张：10
字　　数：184 千字
版　　次：2025 年 1 月第 1 版
印　　次：2025 年 4 月第 1 次印刷
标准书号：ISBN 978-7-117-35495-0
定　　价：32.00 元

打击盗版举报电话：010-59787491　E-mail：WQ @ pmph.com
质量问题联系电话：010-59787234　E-mail：zhiliang @ pmph.com
数字融合服务电话：4001118166　E-mail：zengzhi @ pmph.com

前　言

　　健康评估是中等卫生职业教育护理专业的必修课程,是护理基础课程和护理专业课程之间的桥梁课程。本书是以全国中等卫生职业教育教材《健康评估》(第3版)为蓝本编写的配套使用的辅助教材,目的是帮助学生深入学习理解健康评估内容,使学生能够在短时间内尽快掌握健康评估的基本方法,学会收集、综合分析病人健康资料的技能,为今后专业课的学习打下基础。

　　本书内容共分九章,每章包括"学习目标""学习重点与难点""练习题"三部分。"学习目标"明确了本章节须具有、掌握、熟悉、了解及学会的内容。"学习重点与难点"对教材内容进行概括,利于学生复习掌握。"练习题"包括单项选择题、名词解释、简答题三种题型,以帮助学生掌握基本知识和重点内容。在书末附录中,所有习题均配有参考答案,帮助学生明确教材基本内容,掌握答题技巧,达到知识点的融会贯通,提高分析问题和解决问题能力。

　　练习题说明:①选择题均为单项选择题,包括A1、A2型题,每题要求从A、B、C、D、E 5个备选答案选出1个最佳答案;②名词解释要求在理解教材内容的基础上简单、明确地答出基本概念,内容应清楚、全面;③简答题是熟练掌握教材内容后,答出知识要点即可。

　　由于编写时间紧和编者水平所限,本书不妥之处在所难免,敬请广大师生、读者不吝赐教,批评指正!

胡晓迎　张　玲

2025年1月

目　录

第一章 | 绪 论

【学习目标】

1. 具有爱岗敬业、热忱奉献的职业情感。
2. 掌握健康评估的学习方法与要求。
3. 熟悉健康评估的目的及主要内容。
4. 了解健康评估的发展史。

【学习重点与难点】

一、健康评估的目的

健康评估就是运用医学基本理论、基本知识和基本技能收集护理对象的健康资料，并对其现存或潜在的健康问题或生命过程中的反应做出判断，为进一步拟订护理计划、制订护理措施、评价护理效果提供依据。健康评估是护理程序的起始环节。

健康评估的目的：①了解个体的健康和生命过程中的经历，包括健康、疾病、康复和社会关系等；②寻找促进健康和增进最佳身体功能的有利因素；③识别护理需要、护理问题，作为选择护理干预方案的基础；④评价治疗和护理效果。

二、健康评估的内容

健康评估的内容主要包括健康史评估、症状评估、身体状况评估、心理社会评估、实验检测、心电图检查、影像检查等。其中健康史评估、症状评估通过交谈获得，身体状况评估运用自己的感觉器官(眼、手、耳、鼻)或借助于简单的医学检查工具(听诊器、体温计、血压计等)获得，心理社会评估是护士通过交谈或评定量表收集健康资料。

三、健康评估的学习目标和要求

健康评估是一门实践性很强的课程，在学习过程中，学生要勤于思考、勤于动口、勤于动手，反复训练，精益求精。本课程应注意职业素养的培养，学会与人交流和沟通，体现人文关怀。同时该课程要求学生具有敬佑生命、救死扶伤、甘于奉献、大爱无疆的职业精神，敬业专注、精益求精、传承创新的工匠精神，良好的团队意识、协作精神和护理人文精神。具有良好的医疗护理质量和安全意识，自觉遵守卫生健康的法律法规和医疗护理操作规程。

【练习题】

（一）单项选择题

1. 健康评估是护理程序的

    A. 起始环节　　　　　　　　　B. 第二个环节

    C. 第三个环节　　　　　　　　D. 第四个环节

    E. 第五个环节

2. 健康评估的内容**不包括**

    A. 症状评估　　　　　　　　　B. 身体评估

    C. 心电图检查　　　　　　　　D. 健康史评估

    E. 护理措施

（二）名词解释

1. 健康评估

2. 护理程序

（三）简答题

1. 健康评估的内容主要包括哪些？

2. 阐述健康评估的学习目的。

（张　玲）

第二章 ┃ 健康史评估

1. 具有尊重评估对象、保护其隐私的意识,体现人文关怀的护理理念。
2. 掌握健康史评估的主要内容。
3. 熟练掌握健康史评估的方法。
4. 学会与评估对象及家属有效沟通,与病人初步建立良好的护患关系。
5. 学会用正确的方法与沟通技巧进行健康史采集。

健康史评估通过评估者与评估对象之间有目的、有计划地交谈,系统收集评估对象的健康资料,为进一步提出护理诊断、制订护理措施、从而实施护理计划提供重要依据,也为身体评估提供线索。

第一节 健康史评估的方法与注意事项

一、健康史评估的方法

健康史评估的基本方法是问诊,问诊主要是通过询问和交谈的方式进行,除问诊外还可以通过查阅病人的既往健康资料或病历等来获得。

临床护理工作将问诊分为以下四个阶段:准备阶段、开始问诊阶段、沟通交流阶段、结束阶段。

二、注意事项

1. 注意沟通方式，避免诱导式提问，避免重复提问。

2. 注意避免使用专业性、难于理解的医学术语。

3. 注意文化背景。

4. 注意年龄差异。

5. 注意病情轻重。对于病情危重者，应在简要评估后实施抢救，待无生命危险后，再进行健康史的评估。

6. 注意非语言沟通。

第二节　健康史评估的内容

一、一般资料

一般资料包括病人的姓名、性别、年龄、民族、职业、婚姻、籍贯等。

二、主诉

主诉是病人本次就诊感受到的最主要或最明显的症状、体征及其持续时间。

主诉书写的要求包括：①简明扼要，一般不超过 20 个字。②要注明症状和／或体征发生到就诊的时间。若病人出现的几个症状发生时间前后不同，应按其发生的先后顺序记录。③主诉不能用诊断术语。

三、现病史

现病史是病史中的主体部分，是围绕主诉详细描述评估对象自发病后健康问题的发生、发展、自我应对及诊治的全过程。一般按以下内容和顺序进行采集。

1. 患病时间与起病情况　包括患病的具体时间、起病的缓急、相关的病因或诱因。

2. 主要症状的特点与发展　包括主要症状出现的部位、性质、持续时间、发作频率和严重程度、诱发或缓解的因素；病程中主要症状的变化或新症状的出现。

3. 伴随症状　指与主要症状同时出现的其他症状。

4. 自我应对及诊治经过　患病后至本次就诊前在何时、何地接受过什么诊断结果;已接受治疗者,应询问所用的治疗方法以及用过的药物名称、剂量、疗效、已采取的护理措施及其效果等。

5. 病程中的一般情况 患病后的精神状况、体重变化、自理能力、饮食、睡眠与大小便的情况等。

6. 健康问题对其影响及疾病对生理、心理、社会各方面的影响。

四、日常生活状况

1. 饮食与营养 每日餐次、进食量、饮食种类、营养状况。

2. 排泄 包括排便、排尿的次数、量、性状和颜色。

3. 休息与睡眠。

4. 日常生活活动与自理能力。

5. 个人嗜好 主要询问有无烟、酒、麻醉品或其他特殊嗜好。

五、既往史

既往史包括既往的健康状况和曾患过的疾病、外伤史、手术史、预防接种史、过敏史、月经史、婚育史等。主要内容如下。

1. 一般健康状况 曾患疾病的时间、主要表现、诊疗经过及转归情况等。

2. 传染病史 是否有肝炎、结核等传染性疾病;是否生活或长期居住或到过疫源地。

3. 手术外伤史 有无外伤史、手术史以及住院经历等。

4. 过敏史 有无对食物、药物或其他接触物过敏。

5. 月经婚育史 月经史、婚姻史、生育史等。

六、家族史

了解评估对象的父母、兄弟姐妹、子女及其他亲属的健康状况。

七、心理社会评估

心理社会评估的内容包括认知功能、自我概念、情绪、对疾病的认识、应激与应对、价值观与信念、文化习俗、职业状况、生活与居住环境、家庭关系等。

（一）单项选择题

1. 下列主诉描述最适当的是
   A. 胸痛 2h 后出现头晕
   B. 心慌、气促 4d 伴双下肢水肿
   C. 发热 2h，咳嗽、咳痰 5d
   D. 咳嗽、咳痰 3d，咯血 2h
   E. 患糖尿病 7 年，多尿、多饮 3d

2. 现病史的内容**不包括**
   A. 主要症状特点
   B. 伴随症状
   C. 预防接种情况
   D. 诊治经过
   E. 起病时间

3. 病史的主体部分是
   A. 个人史
   B. 生育史
   C. 现病史
   D. 既往史
   E. 主诉

4. 健康资料获得的主要方法是
   A. 视诊
   B. 问诊
   C. 触诊
   D. 叩诊
   E. 听诊

5. 对咳嗽病人的询问，下列正确的是
   A. 您咳嗽时有无脓痰？
   B. 您咳嗽是刺激性的呛咳吗？
   C. 您咳嗽是不是早晨和晚上更频繁？
   D. 您咳嗽时有咯血吗？
   E. 您除了咳嗽还有哪里不舒服吗？

6. 健康史采集**错误**的是
   A. 最好病人自己叙述病史
   B. 先问感觉最明显、最易回答的问题
   C. 避免套问、提示性诱问
   D. 语言要通俗易懂
   E. 提问病人应使用医学术语

7. 主诉的基本内容应反映
   A. 主要症状和发病时间
   B. 主要症状或体征及其持续时间
   C. 症状和发病时间不包括体征
   D. 病人就诊时的症状和体征
   E. 主要症状、体征及伴随症状

8. 对危重病人,下列处理较正确的是
    A. 待护士仔细检查后再处理   B. 待护士详细询问后再做处理
    C. 简要询问、重点检查、立即抢救   D. 待医生得出正确诊断后再处理
    E. 待各项检查结果出来再处理

9. 过敏史属于
    A. 现病史   B. 既往史
    C. 个人史   D. 家族史
    E. 一般资料

10. 下列**不属于**一般资料的内容的是
    A. 姓名、性别   B. 职业、工作单位
    C. 习惯、嗜好   D. 民族、婚姻
    E. 年龄

(二)名词解释

1. 主诉
2. 现病史

(三)简答题

1. 健康史评估的注意事项有哪些?
2. 健康史包括哪些内容?
3. 主诉书写的要求有哪些?

(张 玲)

第三章 | 症 状 评 估

1. 树立"以病人为中心"的整体护理观。
2. 掌握常见症状的评估要点。
3. 熟悉常见症状的病因。
4. 学会常见症状的评估。

【学习重点与难点】

症状是指病人主观感觉上的异常或不适。许多疾病的主要症状是病人就诊的主要原因。正确评估症状是提出护理诊断的基础。

第一节 发 热

机体在致热原作用下或各种原因引起体温调节中枢功能障碍,使产热增多和／或散热减少,体温升高超过正常范围,称为发热。正常人体温相对恒定,一般在 36 ~ 37℃,一昼夜上下波动范围一般不超过 1℃。

根据病因不同,发热分为感染性发热和非感染性发热,以前者居多。感染性发热是由各种病原体如病毒、细菌、支原体等引起的感染;非感染性发热包括无菌性坏死物质吸收、抗原 – 抗体反应、内分泌与代谢障碍、皮肤散热障碍、体温调节中枢功能障碍、自主神经功能紊乱等。

按发生机制不同,分为致热原性发热和非致热原性发热,以前者为主。致热原分为外源性致热原和内源性致热原两大类。

发热的分度以口腔温度为标准,分为低热(37.3 ~ 38℃)、中等度热(38.1 ~ 39℃)、高热（39.1～41℃）和超高热（41℃以上）。

发热的临床过程分为体温上升期、高热期和体温下降期三个阶段。常见热型见表3-1。

表3-1　常见热型

种类	特点	临床疾病
稽留热	体温39～40℃，24h内波动<1℃，持续数天或数周	肺炎球菌性肺炎、伤寒等
弛张热（败血症热）	体温>39℃，24h内波动>2℃，体温最低时仍高于正常水平	败血症、重症肺结核、风湿热等
间歇热	体温骤升>39℃，持续数小时后又骤然降至正常水平，经过数小时或数天后又突然升高，高热期与无热期交替出现	疟疾、急性肾盂肾炎等
波状热	体温逐渐上升≥39℃，几天后降到正常，维持数天后又逐渐升高，交替出现	布鲁氏菌病等
回归热	体温急剧上升≥39℃，数天后又骤降到正常，维持数天后又骤升，交替出现	回归热、霍奇金病等
不规则热	发热的体温曲线无一定规律	结核病、风湿热、渗出性胸膜炎、癌性发热等

第二节　疼　痛

疼痛是指机体受到伤害性刺激时产生的痛觉反应，疼痛是一种不愉快的感觉，常提示有机体损伤。

疼痛主观性强，临床上多采用病人自述式评估，如用"0～10"这组数字表示疼痛的程度，"0"表示无痛，"10"表示剧痛，评估对象根据自我感受选择一个数字代表其疼痛的程度；也可将疼痛分为4级（无痛、轻度痛、中度痛、重度痛）或5级（无痛、轻度痛、中度痛、重度痛、剧痛），评估对象根据自我感受描绘疼痛的程度。

疼痛的评估主要包括病因、起病的缓急以及疼痛的部位、性质、程度、诱发与缓解的因素、伴随症状等。

一、头痛

1. **头痛的病因** 颅脑病变、颅外病变、全身性疾病、神经症。

2. **头痛的特点**

（1）发病情况：急性头痛并伴有发热者，常为感染性疾病所致；而无发热者，提示颅内血管性疾病；长期反复发作性头痛或搏动性头痛，多为血管性疾病或神经症；青壮年慢性头痛，常因焦虑、情绪紧张所致，多为肌肉收缩性头痛。

（2）头痛部位：偏头痛及丛集性头痛，多在头部一侧；颅内病变的头痛多向病灶同侧放射；高血压引起的头痛，多在额部或整个头部；眼源性头痛多局限于眼眶、前额或颞部。

（3）头痛的程度与性质：三叉神经痛、偏头痛及脑膜刺激征的疼痛最为剧烈；脑肿瘤的头痛多为中度或轻度；高血压性、血管性及发热性疾病的头痛往往带有搏动性；神经痛多呈电击样痛或刺痛；肌肉收缩性头痛多为重压感，紧箍感。

（4）头痛出现的时间与持续时间：如颅内占位性病变的头痛，往往清晨加剧；鼻窦炎的头痛也常发生于清晨或上午；丛集性头痛常在晚间发生；女性偏头痛常与月经期有关；脑肿瘤的头痛多为持续性。

（5）加重、减轻或激发头痛的因素：咳嗽、打喷嚏、摇头、俯身可使颅内疾病性头痛加剧；颈肌急性炎症所致的头痛可因颈部运动而加剧；慢性或职业性的颈肌痉挛所致的头痛，可因活动、按摩颈肌逐渐缓解；偏头痛在应用麦角胺后可缓解。

二、胸痛

1. **胸痛的病因** 呼吸系统疾病、心血管疾病、胸壁疾病，其他如纵隔肿瘤、食管炎、食管癌等。

2. **胸痛的特点** 常见胸痛的特点见表3-2。

表3-2 常见胸痛的特点

疾病	部位	性质	持续时间	因素
胸膜炎	腋下	隐痛、钝痛和刺痛	持续性	因咳嗽或用力呼吸而加剧
心绞痛	胸骨后方和心前区或剑突下	压榨性疼痛	时间短暂（持续1~5min）	劳力或精神紧张时诱发，休息后或含服硝酸甘油后缓解

疾病	部位	性质	持续时间	因素
心肌梗死	胸骨后方和心前区或剑突下	压榨性疼痛伴濒死感	数小时或更长	过度疲劳、剧烈运动、饱餐等诱发,无缓解方式
食管炎	胸骨后	烧灼痛	持续性	在服用抗酸剂后减轻或消失
带状疱疹	沿患侧肋间神经分布,不超过体表中线	刀割样或灼热样剧痛	持续性	无明显诱因和缓解方式

三、腹痛

1. 腹痛的病因　腹腔脏器炎症、腹腔脏器梗阻、脏器扭转或破裂、消化性溃疡、消化系统肿瘤。

2. 腹痛的特点

（1）部位：胆囊疾病引起右上腹痛；胰腺疾病多引起左上腹痛；阑尾炎引起右下腹疼痛。

（2）性质与程度：刀割样痛多见于胃、十二指肠溃疡急性穿孔；阵发性剑突下钻顶样痛见于胆道蛔虫病；阵发性绞痛多见于胆道结石、尿路结石；突发性全腹部持续性剧痛,伴腹肌紧张提示急性弥漫性腹膜炎。

（3）诱发与缓解因素：胆囊炎、胆石症的疼痛常因进食高脂饮食而诱发；急性胰腺炎、急性胃扩张多因暴饮暴食而诱发；胃溃疡的疼痛为餐后痛；十二指肠溃疡的疼痛为空腹痛或夜间痛；反流性食管炎病人烧灼痛在躯体前屈时明显,直立位时减轻。

第三节　咳嗽与咳痰

咳嗽是呼吸道受到刺激后引发的一种保护性反射动作,咳痰是通过咳嗽动作将呼吸道的分泌物或肺泡内的渗出物排出体外的现象。

1. 咳嗽与咳痰的病因　最常见的病因是呼吸系统疾病,其他包括胸膜疾病、循环系统疾病和中枢神经因素等。

2. 咳嗽与咳痰的特点　无痰或痰量极少称为干性咳嗽,咳嗽伴有痰液称为湿性咳嗽。长期慢性咳嗽多见于慢性呼吸系统疾病；慢性支气管炎、支气管扩张症和肺脓肿所致的咳嗽常于清晨或夜间变动体位时加剧。左心衰竭、肺结核病人常在夜间咳嗽明显。金属音调咳嗽常因纵隔肿瘤、主动脉瘤、支气管肺癌压迫气管所致。鸡鸣样咳嗽常见于百日咳、会厌及喉部疾病等。痰的性状见表3-3。

表3-3　痰液的性状

性状	常见临床疾病
白色黏液痰	急性支气管炎、支气管哮喘等
黄色脓性痰	呼吸系统化脓性感染
恶臭	合并厌氧菌感染
红色血性痰	肺癌、肺结核、支气管扩张症
粉红色泡沫样痰	急性肺水肿
铁锈色或褐色痰	肺炎球菌性肺炎、肺梗死
砖红色胶冻样痰	肺炎克雷伯菌肺炎
痰液分层现象	支气管扩张症和肺脓肿

第四节　咯　　血

咯血是指喉及喉部以下呼吸道和肺任何部位的出血经口腔而咯出的现象。

1. 咯血的病因

（1）呼吸系统疾病，如我国导致咯血首要原因的支气管扩张症、肺结核。

（2）循环系统疾病，多见于二尖瓣狭窄。

（3）血液病，如白血病、再生障碍性贫血、特发性血小板减少性紫癜等。

（4）急性传染病，如肾综合征出血热、肺出血型钩端螺旋体病等。

（5）风湿性疾病，如系统性红斑狼疮等。

青壮年咯血多见于肺结核、支气管扩张症、风湿性心脏病、二尖瓣狭窄等；40岁以上有长期吸烟史者，应警惕支气管肺癌。

2. 咯血的特点　每日咯血量在100ml以内为少量咯血；每日咯血量100～500ml为中等量咯血；每日咯血量达500ml以上或一次咯血量达300～500ml以上为大量咯血。咯血量的多少与病情的严重程度不完全一致。注意观察有无胸闷、气急、发绀、烦躁、神色紧张、面色苍白、呼吸不畅等窒息先兆的表现。咯血须与呕血仔细鉴别（见本章第八节"呕血"）。

第五节 呼吸困难

呼吸困难是指病人主观上感觉空气不足、呼吸费力；客观上表现为呼吸用力，严重时可出现张口呼吸、鼻翼扇动，甚至发绀、辅助呼吸肌也参与呼吸运动，可伴有呼吸频率、深度和节律的异常。

1. 呼吸困难的病因及分类

（1）肺源性呼吸困难：因呼吸系统疾病引起肺通气、换气功能障碍，导致缺氧和/或二氧化碳潴留而引起。

（2）心源性呼吸困难：主要由各种原因所致的左心衰竭和/或右心衰竭引起。左心衰竭主要由肺淤血和肺泡弹性降低所致，右心衰竭主要由体循环淤血所致。

（3）中毒性呼吸困难。

（4）血源性呼吸困难。

（5）神经性呼吸困难。

2. 肺源性呼吸困难 肺源性呼吸困难包括吸气性呼吸困难、呼气性呼吸困难和混合性呼吸困难三种类型。具体特点见表3-4。

表 3-4 肺源性呼吸困难的特点

类型	机制	临床特点	临床意义
吸气性呼吸困难	喉、气管、大支气管的狭窄或阻塞	吸气显著费力，吸气时间明显延长，严重者吸气时出现"三凹征"，表现为胸骨上窝、锁骨上窝、肋间隙凹陷。	喉炎、喉头水肿、气管内异物
呼气性呼吸困难	肺组织弹性减弱或小支气管痉挛、狭窄所致	呼气费力、缓慢，呼气时间明显延长，常伴呼气期哮鸣音	支气管哮喘、慢性阻塞性肺气肿、慢性喘息性支气管炎
混合性呼吸困难	肺部广泛病变或胸膜腔病变压迫肺组织	吸气和呼气均感费力，呼吸浅快，常伴呼吸音减弱或消失	重症肺炎、严重肺结核、大量胸腔积液和气胸

3. 心源性呼吸困难　心源性呼吸困难以左心衰竭常见且较为严重，其特点为活动时出现或加重，休息时缓解；卧位时明显，坐位或立位时减轻，重者被迫取半坐位或端坐体位呼吸。左心衰竭常有夜间阵发性呼吸困难，表现为夜间睡眠中突感胸闷、气促，被迫坐起，惊恐不安，轻者数分钟至数十分钟后症状逐渐减轻、消失；重者端坐呼吸、气喘、面色发绀、大汗伴哮鸣音，咳浆液性粉红色泡沫样痰，两肺底有较多湿啰音，称为"心源性哮喘"。

第六节　黄　疸

黄疸是由于血清中胆红素浓度增高，使皮肤、黏膜和巩膜发黄的现象。当血清总胆红素超过 34.2μmol/L 时出现临床可见的黄疸，即显性黄疸；血清胆红素在 17.1～34.2μmol/L 时，临床不易察觉，称为隐性黄疸。

1. 黄疸的类型

（1）溶血性黄疸：由于大量红细胞破坏，形成大量的非结合胆红素，超过了肝细胞的摄取、结合和排泌能力，非结合胆红素在血液中潴留，超过正常水平而出现黄疸。包括先天性溶血性贫血和后天获得性溶血性贫血。

（2）肝细胞性黄疸：由于肝细胞严重损伤使其对胆红素的摄取、结合和排泌能力降低，导致血中非结合胆红素增加；而未受损的肝细胞仍能将部分非结合胆红素转化为结合胆红素，但因肝细胞肿胀、坏死及小胆管内胆栓形成等原因，使胆汁排泄受阻，部分结合胆红素反流入血，导致血中结合胆红素也增加，从而引起黄疸。肝细胞性黄疸见于病毒性肝炎、中毒性肝炎、肝硬化等。

（3）胆汁淤积性黄疸：由于胆道梗阻，阻塞上方胆管内压力增高、胆管扩张，导致小胆管与毛细胆管破裂，胆汁中的胆红素反流入血而使血中结合胆红素升高。胆汁淤积可分为肝内胆汁淤积和肝外胆汁淤积，前者见于肝内泥沙样结石、原发性胆汁性肝硬化等；后者见于胆总管结石、狭窄、炎性水肿，肿瘤及蛔虫阻塞等。

2. 黄疸的临床特点　伴寒战、发热、头痛、四肢腰背酸痛、呕吐等表现，尿呈酱油色见于溶血性黄疸；伴全身乏力、食欲缺乏、厌油、恶心、腹胀、肝区不适或疼痛、肝脏大等见于肝细胞性黄疸；黄疸颜色较深，伴皮肤瘙痒、心动过缓、粪便色变浅见于胆汁淤积性黄疸。

第七节　恶心与呕吐

恶心为一种上腹部不适、紧迫欲吐的感觉;呕吐是指胃或部分小肠内容物通过胃的强烈收缩从食管、口腔排出体外的现象。按病因及发生机制的不同分为反射性呕吐和中枢性呕吐。

呕吐的临床表现因病因不同而异:

1. 反射性呕吐常有恶心先兆,且胃排空后仍干呕不止。

2. 颅内高压所致的呕吐多无恶心先兆,呕吐剧烈呈喷射状,吐后不感觉轻松,可伴剧烈头痛和不同程度的意识障碍。

3. 精神因素所致的呕吐常在进食过程中或餐后即刻发生,恶心很轻或缺如,吐后仍可进食。

4. 消化道梗阻引起的呕吐,呕吐物的性状与梗阻部位有关。幽门梗阻者呕吐物多为宿食,带酸臭味,常于进餐后或夜间发生;低位小肠梗阻的呕吐物常带粪臭味;梗阻平面在十二指肠乳头以上者常不含胆汁,而在此平面以下者常含多量胆汁。

第八节　呕　　血

呕血是指上消化道疾病(十二指肠悬韧带以上的消化道,包括食管、胃、十二指肠以及肝、胆、胰疾病)或全身性疾病导致的上消化道出血,血液经口腔而呕出。产生呕血的原因以消化性溃疡最常见,其次为食管或胃底静脉曲张破裂出血。

1. **呕血的颜色**　呕血的颜色与出血量的多少、血液在胃内停留时间的长短以及出血的部位有关。出血量大,血液在胃内停留时间短,呕出的血液呈鲜红或暗红色;若出血量小,血液在胃内停留时间较长,呕出的血液则呈咖啡色或棕褐色。呕血时部分血液经肠道排出体外,可以出现便血或可致黑便。

2. **呕血应与咯血相鉴别**,见表3-5。

3. **出血量判断**　黑便提示上消化道出血量一般在50~70ml以上;上消化道出血量250~300ml会出现呕血;出血量达800~1000ml,会有头晕、乏力、出汗、面色苍白、四肢厥冷、心慌、脉搏增快等急性失血表现;出血量>1000ml,出现血压下降、脉搏细弱、呼吸急促等急性循环衰竭表现。

表 3-5　呕血与咯血的鉴别

鉴别要点	咯血	呕血
病史	呼吸道疾病或心脏病史	有胃病或肝硬化病史
出血前表现	常有咽喉发痒或咳嗽	恶心、上腹部不适
出血方式	咳出	呕出
血液颜色	鲜红	暗红或棕褐色
血液内混合物	常混有泡沫及痰,碱性	常混有食物残渣,酸性
黑便	除非咯血咽下,否则不会有黑便	常有黑便、呈柏油样便
出血后痰的状态	咯血后继续有痰中带血	无血痰

第九节　腹泻与便秘

一、腹泻

正常人排便 1～2 次 /d,黄褐色成形软便,不含异常成分。腹泻是指排便次数增多,粪便稀薄,或带有黏液、脓血或未消化的食物。根据病程长短腹泻分为急性腹泻和慢性腹泻。

1. 急性腹泻　起病急骤,排便每天可达 10 次以上,粪便稀薄,常含致病性微生物等病理成分。急性腹泻多伴有肠鸣音、肠绞痛或里急后重。重者可引起脱水、电解质代谢紊乱、代谢性酸中毒等。

2. 慢性腹泻　起病缓慢,病程＞2 个月。可为腹泻与便秘交替,便稀薄,可含黏液、脓细胞等病理成分。长期腹泻导致营养障碍,体重减轻,甚至营养不良。

二、便秘

便秘是指每周排便次数不足 2～3 次,便质干燥,严重者呈球形,排便困难。便秘分为功能性便秘和器质性便秘。

1. 功能性便秘　常见于饮食因素,如进食过少或食物中纤维素不足;精神因素导致排便习惯改变;结肠运动障碍,如老年人、体质虚弱或活动少;肌肉张力不足,如多次妊娠;滥用泻药,形成药物依赖。

2. 器质性便秘　常见于结肠的良性及恶性肿瘤、肠梗阻、肠粘连等;腹腔或盆腔肿瘤压迫，如子宫肌瘤、巨大卵巢囊肿等；因排便疼痛引起，如肛裂、肛瘘、痔疮及肛周脓肿；肠蠕动及张力不足或紊乱，如甲状腺功能减退症、糖尿病、尿毒症及铅中毒等。

第十节　意　识　障　碍

意识障碍是指人体对周围环境及自身状态的识别和觉察能力出现障碍的一种意识状态。任何原因导致大脑皮质弥漫性损害或脑干网状结构损害，使意识内容改变或觉醒状态减弱，均可发生意识障碍。导致意识障碍的疾病包括颅内疾病和颅外疾病。

不同程度意识障碍的表现如下：

1. 嗜睡　嗜睡为最轻的意识障碍，是一种病理性倦睡，病人处于持续睡眠状态，可被唤醒，醒后能正确回答问题和做出各种反应，但刺激去除后很快又入睡。

2. 意识模糊　意识模糊的病人能保持简单的意识活动，但对时间、地点、人物的定向能力发生障碍。

3. 昏睡　昏睡接近于人事不省的意识状态。病人处于熟睡状态，一般的外界刺激不容易唤醒，在压迫眶上神经、摇动身体等强烈刺激下可被唤醒，但很快又入睡，醒时答话含糊或答非所问。

4. 谵妄　谵妄是一种以兴奋性增高为主的高级神经中枢急性功能失调状态。表现为意识模糊，定向障碍，言语杂乱，躁动不安，常有错觉和幻觉。谵妄常见于急性感染高热期、某些药物中毒、代谢障碍、循环障碍或中枢神经系统疾病等。

5. 昏迷　昏迷是最严重的意识障碍，表现为意识持续的中断或完全丧失。

（1）轻度昏迷：意识大部分丧失，无自主运动，对周围事物及声、光刺激无反应，对疼痛刺激尚可出现痛苦表情或肢体退缩等防御反应。角膜反射、瞳孔对光反射、眼球运动和吞咽反射等可存在，生命体征无明显改变。

（2）中度昏迷：对周围事物及各种刺激均无反应，防御反应及各种生理反射均减弱，无眼球运动，生命体征发生变化，可有大小便失禁或潴留。

（3）深度昏迷：意识完全丧失，全身肌肉松弛，对各种刺激全无反应，眼球固定，瞳孔散大，各种反射均消失，大小便多失禁，生命体征明显异常，如呼吸不规则、血压下降等。

第十一节　抽搐与惊厥

抽搐是指全身或局部骨骼肌非自主地抽动或强烈收缩,常可引起关节的运动和强直。当肌群收缩表现为强直性和阵挛性时,称为惊厥。惊厥一般表现为全身性、对称性,伴或不伴意识丧失。

抽搐与惊厥的发生可能是由于大脑运动神经元异常放电所致,这种异常放电主要是由于神经元膜电位不稳定而引起。抽搐与惊厥可分为特发性与症状性,特发性是由于先天性脑部不稳定状态所致,症状性常见的病因包括脑部疾病、全身性疾病、神经症等。

全身性抽搐以全身骨骼肌痉挛为主要表现,典型表现为意识突然丧失、全身肌肉强直、呼吸暂停,继而四肢阵挛性抽搐、呼吸不规则、发绀、大小便失禁,可伴瞳孔散大、对光反射迟钝或消失、病理反射阳性等。

局限性抽搐以身体某一局部连续性肌肉收缩为主要表现,多见于口角、眼睑、手足等。低钙血症所致手足搐搦可表现为腕及手掌指关节屈曲,指间关节伸直,拇指内收,呈"助产士手"。

【练习题】

(一)单项选择题

1. 某发热病人,每日体温波动于38.8～39.6℃之间,其热型属于

    A. 稽留热　　　　　　　B. 弛张热　　　　　　　C. 间歇热

    D. 回归热　　　　　　　E. 波状热

2. 以口腔温度为例,中等度热是指体温为

    A. 36～37℃　　　　　　　　　　　B. 37.3～38℃

    C. 38.1～39℃　　　　　　　　　　D. 39.1～41℃

    E. 41℃以上

3. 与弛张热热型**不相符**的是

    A. 体温常在39℃以上　　　　　　B. 24h波动范围超过2℃

    C. 体温骤升骤降　　　　　　　　D. 体温最低时仍高于正常水平

    E. 常见于败血症、化脓性感染

4. 慢性进行性头痛加重伴呕吐、视神经盘水肿提示

    A. 偏头痛   B. 脑血栓形成

    C. 颅骨骨折   D. 颅内占位性病变

    E. 癔症性头痛

5. 颅内占位性病变头痛的时间特点是

    A. 晨间加剧, 呈进行性   B. 晨起明显, 午后减轻

    C. 周期性反复发作   D. 持续数小时或数天

    E. 不间断, 具波动性和易变性

6. 疼痛位于右下腹麦克伯尼点可能是

    A. 盆腔炎   B. 阑尾炎   C. 胃炎

    D. 小肠炎   E. 乙状结肠炎

7. 头痛伴喷射性呕吐见于

    A. 肠炎   B. 脑膜炎   C. 神经官能症

    D. 颅内压升高   E. 青光眼

8. 下列**不符合**典型心绞痛疼痛特点的是

    A. 情绪激动时易发生   B. 疼痛位于胸骨后

    C. 疼痛性质呈刀割样   D. 疼痛可放射至左肩

    E. 疼痛常伴窒息感

9. 中年以上, 突发持久剧烈胸痛伴休克, 应首先考虑

    A. 肺炎   B. 心包炎   C. 心肌炎

    D. 心绞痛   E. 心肌梗死

10. 病人, 男, 62 岁, 患慢性阻塞性肺疾病多年。剧烈咳嗽后突发剧烈胸痛、呼吸困难、发绀明显。首先应考虑的并发症是

    A. 窒息   B. 自发性气胸   C. 休克

    D. 肺梗死   E. 呼吸衰竭

11. 病人, 男, 58 岁, 有高血压病史。与人争执时突感胸骨后出现压榨样疼痛伴窒息感, 经含服硝酸甘油后缓解。应考虑为

    A. 心肌梗死   B. 心绞痛   C. 胸膜炎

    D. 自发性气胸   E. 主动脉夹层

12. 腹痛伴里急后重, 提示

    A. 直肠疾病   B. 泌尿系统结石   C. 胰腺疾病

    D. 消化性溃疡   E. 慢性肝脏疾病

13. 长期慢性咳嗽、咯血、咳大量脓痰见于
   A. 肺炎
   B. 肺癌
   C. 慢性支气管炎
   D. 支气管扩张症
   E. 二尖瓣狭窄

14. 咳嗽带金属音应警惕
   A. 喉炎
   B. 肺炎
   C. 哮喘
   D. 肺癌
   E. 肺脓肿

15. 干性咳嗽常见于
   A. 肺炎
   B. 胸膜炎
   C. 支气管扩张症
   D. 空洞型肺结核
   E. 慢性支气管炎

16. 病人痰液有恶臭,提示其为
   A. 肺炎球菌感染
   B. 铜绿假单胞菌感染
   C. 厌氧菌感染
   D. 肺炎克雷伯菌感染
   E. 真菌感染

17. 对诊断肺炎球菌性肺炎具有特征性的是
   A. 黄色脓性痰
   B. 白色黏液痰
   C. 粉红色泡沫样痰
   D. 铁锈色痰
   E. 砖红色胶冻样痰

18. 夜间巡视病房时见一名病人端坐呼吸,烦躁不安,咳大量粉红色泡沫样痰。查体:双肺满布湿啰音。最可能的是
   A. 自发性气胸
   B. 大量胸腔积液
   C. 大量心包积液
   D. 急性肺水肿
   E. 支气管哮喘

19. 少量咯血是指每日咯血量
   A. ＜100ml
   B. ＜200ml
   C. ＜300ml
   D. ＜400ml
   E. ＜500ml

20. 大量咯血是指每日咯血量
   A. ＞100ml
   B. ＞500ml
   C. 100～500ml
   D. ＞300ml
   E. ＞1 000ml

21. 大量咯血后出现突然呼吸困难、胸闷、气急、发绀,呼吸音减弱或消失,提示
   A. 肺不张
   B. 窒息
   C. 感染
   D. 失血性休克
   E. 肺水肿

22. 吸气性呼吸困难主要见于

    A. 肺炎   B. 胸腔积液   C. 肺气肿

    D. 喉头水肿   E. 支气管哮喘

23. 吸气性呼吸困难严重者可出现三凹征,三凹征是指

    A. 胸骨上窝、锁骨上窝和肋间隙在吸气时明显下陷

    B. 胸骨上窝、锁骨上窝和肋间隙在呼气时明显下陷

    C. 胸骨上窝、锁骨下窝和肋间隙在吸气时明显下陷

    D. 胸骨下窝、锁骨上窝和肋间隙在吸气时明显下陷

    E. 胸骨上窝、锁骨下窝和肋间隙在呼气时明显下陷

24. 呼气性呼吸困难见于

    A. 喉痉挛   B. 胸腔积液   C. 气管异物

    D. 自发性气胸   E. 支气管哮喘

25. 发作性呼气性呼吸困难最常见于

    A. 自发性气胸   B. 阻塞性肺气肿

    C. 支气管肺癌   D. 支气管哮喘

    E. 支气管异物

26. 呼气性呼吸困难的发生机制是

    A. 大气道狭窄梗阻   B. 广泛性肺部病变使呼吸面积减少

    C. 大量气胸   D. 大量胸腔积液

    E. 肺组织弹性减弱及小支气管痉挛性狭窄

27. 关于心源性呼吸困难**不正确**的是

    A. 右心衰竭最常见而且严重   B. 常于劳累时出现或加重

    C. 坐位时减轻   D. 休息时减轻

    E. 为左心衰竭最早出现的症状

28. 病人感冒后诱发支气管哮喘发作,出现呼吸困难、发绀。病人呼吸困难的类型是

    A. 吸气性   B. 呼气性   C. 混合性

    D. 血源性   E. 心源性

29. 幽门梗阻所致呕吐的特点为

    A. 进餐后即刻发生   B. 剧烈,呈喷射状

    C. 呕吐物常带粪臭   D. 多为宿食,常于夜间发生

    E. 胃排空后仍干呕不止

30. 下列**不是**中枢性呕吐特点的是

    A. 常与进食有关　　　　　　　　B. 呕吐剧烈，呈喷射状

    C. 多无恶心先兆　　　　　　　　D. 吐后不感轻松

    E. 与头部位置改变有关

31. 反射性呕吐常见于

    A. 颅内压增高　　　　B. 幽门梗阻　　　　C. 代谢性酸中毒

    D. 神经症　　　　　　E. 洋地黄中毒

32. 积数餐后或夜间发生的呕吐，呕吐物为带酸臭宿食，见于

    A. 颅内高压　　　　　B. 幽门梗阻　　　　C. 胃肠炎

    D. 胃肠神经症　　　　E. 癔症

33. 呕血最常见的原因是

    A. 急性胃炎　　　　　　　　　　B. 急性胃黏膜病变

    C. 消化性溃疡　　　　　　　　　D. 胃癌

    E. 食管或胃底静脉曲张破裂

34. 中枢性呕吐常见于

    A. 尿毒症　　　　　　B. 幽门梗阻　　　　C. 晕动病

    D. 肠梗阻　　　　　　E. 梅尼埃病

35. 判断上消化道出血的严重性，最关键的项目是

    A. 出血原因　　　　　B. 出血部位　　　　C. 出血量

    D. 出血速度　　　　　E. 出血持续时间

36. 当可产生黑便时，上消化道出血量已达到

    A. 5ml　　　　　　　　B. 30ml　　　　　　C. 20ml

    D. 70ml　　　　　　　E. 10ml

37. 病人，男，45 岁，患肝硬化 5 年，中午因饮食不当突然出现呕血，伴神志恍惚、心悸、四肢厥冷、无尿，脉搏为 128 次 /min，血压 10.7/7.3kPa，血红蛋白（hemoglobin，Hb）80g/L。判断其出血量为

    A. 300 ~ 500ml　　　　　　　　B. 500 ~ 800ml

    C. 800 ~ 1 000ml　　　　　　　D. 1 000 ~ 1 500ml

    E. > 1 500ml

38. 急性腹泻最常见的病因是

    A. 肠道肿瘤　　　　　B. 肝硬化　　　　　C. 结肠过敏

    D. 慢性肝炎　　　　　E. 急性传染病

39. 慢性腹泻是指病程超过
    A. 1个月　　　　　　　B. 2个月　　　　　　　C. 5个月
    D. 半年　　　　　　　E. 1年

40. 浅昏迷和深昏迷的主要区别是
    A. 有无自主呼吸　　　　　　　B. 角膜反射及腹壁反射是否存在
    C. 对声、光刺激的反应　　　　D. 有无大、小便失禁
    E. 能否被唤醒

41. 病人，男，65岁，平时常感腹部隐痛，伴里急后重，行粪便常规检查：外观为黑色柏油样便，隐血试验强阳性，应首先怀疑
    A. 胃癌　　　　　　　　　　B. 上消化道出血
    C. 流行性出血热　　　　　　D. 下消化道出血
    E. 细菌性痢疾

42. 呕血提示胃内积血量至少达
    A. 100～200ml　　　　B. 250～300ml　　　　C. 350～400ml
    D. 400～500ml　　　　E. ＞500ml

43. 黄疸早期最常出现的部位为
    A. 皮肤　　　　　　　　B. 黏膜　　　　　　　　C. 巩膜
    D. 手掌　　　　　　　　E. 足底

44. 病人出现肉眼可见的黄疸，其血清总胆红素为
    A. ＜3.4μmol/L　　　　　　　B. 3.4～6.8μmol/L
    C. 6.8～17.1μmol/L　　　　　D. 17.1～34.2μmol/L
    E. ＞34.2μmol/L

45. 皮肤暗黄伴皮肤瘙痒及心动过缓，见于
    A. 溶血　　　　　　　　　　B. 急性黄疸性肝炎
    C. 药物中毒性肝炎　　　　　D. 胆总管结石
    E. 肝硬化

46. 下列**不是**肝细胞性黄疸的临床表现的是
    A. 皮肤、黏膜呈浅黄至深金黄　　B. 可有皮肤瘙痒
    C. 尿结合胆红素定性试验阴性　　D. 可有消瘦、乏力、腹水等表现
    E. 血中结合胆红素和非结合胆红素均增加

47. 下列**不是**胆汁淤积性黄疸的临床表现的是
    A. 黄疸多较严重，皮肤呈暗黄色　　B. 伴皮肤瘙痒及心动过缓

C. 尿色加深如浓茶   D. 粪便颜色加深

     E. 血总胆红素增加，以结合胆红素增高为主

48. 病人，男，45岁，食欲缺乏、肝区不适而入院。查体：皮肤、巩膜黄染，肝脏肋下2cm有触痛，脾未触及。实验室检查：总胆红素、结合胆红素、非结合胆红素均增高，尿胆红素、尿胆原均阳性。属于

     A. 溶血性黄疸   B. 肝细胞性黄疸

     C. 胆汁淤积性黄疸   D. 药物中毒所致黄疸

     E. 进食胡萝卜素过多所致黄疸

49. 惊厥伴瞳孔散大、意识丧失、排便排尿失禁见于

     A. 酒精中毒   B. 癫痫大发作

     C. 低血糖   D. 低血钙

     E. 有机磷中毒

50. 意识障碍最轻的表现是

     A. 嗜睡   B. 意识模糊   C. 谵妄

     D. 昏睡   E. 昏迷

51. 意识障碍最严重的表现形式是

     A. 嗜睡   B. 意识模糊   C. 昏睡

     D. 浅昏迷   E. 深昏迷

52. 病人处于病理性睡眠状态，唤醒后能正确回答问题和做出各种反应，刺激停止后又很快入睡，称为

     A. 意识模糊   B. 嗜睡   C. 昏睡

     D. 谵妄   E. 昏迷

53. 以中枢神经兴奋性增高为主的急性脑功能失调，称为

     A. 意识模糊   B. 癔症   C. 幻觉

     D. 谵妄   E. 惊厥

54. 须摇晃病人身体方可唤醒，醒时答非所问，各种生理反射均存在，此为

     A. 嗜睡   B. 意识模糊   C. 昏睡

     D. 浅昏迷   E. 深昏迷

55. 病人，女性，67岁。因"脑梗死"入院。病人随意运动消失，对声、光等刺激毫无反应，但给予强刺激时病人有痛苦表情、呻吟等反应。该病人的意识障碍处于

     A. 嗜睡   B. 昏睡   C. 意识模糊

     D. 浅昏迷   E. 深昏迷

（二）名词解释

1. 稽留热
2. 弛张热
3. 咯血
4. 呼吸困难
5. 三凹征
6. 心源性哮喘
7. 腹泻
8. 黄疸
9. 便秘
10. 意识障碍
11. 抽搐
12. 惊厥

（三）简答题

1. 引起发热的病因有哪些？
2. 呕血与咯血应如何鉴别？
3. 如何判断上消化道出血病人的出血量？
4. 如何对疼痛病人进行等级评估？
5. 请简述肺源性呼吸困难的常见病因。
6. 请简述心源性呼吸困难的常见病因。
7. 请简述肝细胞性黄疸的发生机制。
8. 比较不同程度昏迷的临床表现。
9. 请简述全身性抽搐的临床特点。

（张 玲）

第四章 | 身 体 评 估

【学习目标】

1. 具有尊重、关爱、保护被评估者的职业态度及爱国、敬业、诚信、友善的社会主义核心价值观。

2. 掌握全身状态、皮肤黏膜及浅表淋巴结、头颈部、胸部、腹部、神经系统评估的主要内容和方法。

3. 熟悉身体评估常见异常体征及临床意义。

4. 了解脊柱、四肢、肛门、直肠评估的基本内容和方法。

5. 学会运用基本方法进行全面身体评估。

【学习重点与难点】

身体评估是评估者运用自己的感官或借助体温计、血压计、听诊器等简单的评估工具，了解被评估者身体健康状况的评估方法。身体评估一般开始于健康史采集结束后。其目的是发现被评估者的体征，进一步支持、验证问诊中得到的有临床意义的症状，了解被评估者在治疗及护理后的反应，为确定护理诊断提供客观依据。进行身体评估的全过程中，须注意保护被评估者的隐私。

第一节　身体评估基本方法

一、评估前准备

身体评估前须进行知识准备、器材准备、环境准备、态度准备。

二、基本方法

身体评估的基本方法包括视诊、触诊、叩诊、听诊和嗅诊。

(一)视诊

视诊是利用视觉观察被评估者全身及局部状态的评估方法,分为全身视诊和局部视诊。视诊简单,适用范围广,可提供重要的评估资料。眼底、呼吸道、消化道等特殊部位的体征需借助某些仪器(如检眼镜、内镜等)的帮助才能视诊。

(二)触诊

触诊是通过手接触被评估者体表后得到的感觉来判断该部位状态的评估方法。它适用于全身,最常用于腹部评估。触诊可明确和补充视诊所不能确定的体征。手对触觉最敏感的部位是指腹及掌指关节的掌面。

触诊前应向被评估者介绍评估的目的及配合方式,充分暴露被评估部位,放松肌肉。触诊时手应温暖轻柔,避免引起被评估者肌肉紧张,影响评估效果。根据检查需要,被评估者取适宜体位,触诊腹部时,被评估者排空膀胱,取仰卧位,双手置于体侧,双腿稍屈;通常评估者应站在被评估者右侧,面向被评估者,随时观察其面部表情。触诊时评估者应多思考,结合病变的解剖位置及毗邻关系,明确病变的性质及来源。

因触诊的目标不同而施以轻重不等的压力,分浅部触诊法和深部触诊法。

1. 浅部触诊法　方法是将一手轻轻放在被评估处,利用掌指关节及腕关节的协同动作,以滑动或旋转的方式轻压触摸。可触及深度 1~2cm,适用于体表病变,如关节、软组织、表浅的动脉、静脉、神经、阴囊及精索等。用力轻柔,一般不引起被评估者痛苦和肌肉紧张,主要用于评估腹部有无压痛、抵抗感、搏动、包块等。

2. 深部触诊法　评估时可用单手或两手重叠,由浅入深逐渐加压,以达到深部触诊的目的。可触及深度多超过 2cm,适用于评估腹腔病变及脏器情况。深部触诊方法与适用范围见表4-1。

表 4-1　深部触诊方法与适用范围

深部触诊方法	适用范围
深部滑行触诊法	腹腔深部包块和胃肠病变的评估
深压触诊法	腹腔深处病变的部位或确定腹部压痛点,如阑尾压痛点、胆囊压痛点等
双手触诊法	肝、脾、肾和腹腔肿物的评估
冲击触诊法	有大量腹水难以触及肝脾及腹腔包块者

（三）叩诊

叩诊是用手指叩击、手掌拍击被查部位表面，使之震动而产生音响，根据震动和音响的特点来判断被查部位的脏器状态的评估方法。叩诊方法有两种；间接叩诊法是临床上应用最多的叩诊方法，主要用于评估肺、心脏及腹部面积较局限的病变，分为指指叩诊和捶叩诊，后者较前者更易操作；直接叩诊法主要用于评估胸部、腹部面积较广泛的病变，如大量胸腔积液或腹水等。

叩诊时环境应安静，被评估者应充分暴露被评估部位，肌肉放松。嘱被评估者采取适宜体位；应注意左右对称部位叩诊音的对比；叩击动作应灵活、短促、富有弹性；叩击后右手应立即抬起，连续叩击一般不超过3次，叩击力量要均匀适中。

叩诊音是指叩诊被叩击部位时产生的音响。根据音调、音响强度、持续时间等差别可分为清音、浊音、实音、鼓音、过清音。叩诊音的特点及临床意义见表4-2。

表4-2　叩诊音的特点及临床意义

叩诊音	音调	音响强度	持续时间	临床意义
清音	低	强	长	正常肺部
浊音	较高	较强	较短	心、肝被肺覆盖部分；肺炎、肺不张、胸膜增厚
实音	最高	最弱	最短	心脏、肝脏；大量胸腔积液、肺实变
鼓音	低	最强	最长	胃泡区、腹部；气胸、肺空洞
过清音	更低	更强	更长	正常时不出现；肺气肿

（四）听诊

听诊是评估者用耳或借助于听诊器听取被评估者身体内各部位发出的声音，来识别健康与否的评估方法，常用于肺、心血管、胃肠道等部位的评估。听诊方法可分为直接听诊法和间接听诊法。听诊环境要安静、温暖、避风。听诊器的体件应紧贴于被评估的部位，听诊时注意力要集中，排除其他音响的干扰。

（五）嗅诊

嗅诊是评估者用嗅觉判断来自被评估者的异常气味与其疾病间关系的评估方法。具有重要临床意义的异常气味主要有以下几种：恶臭的脓液可见于气性坏疽；痰液恶臭味提示厌氧菌感染，多见于支气管扩张症或肺脓肿；呼气具有浓烈的酒味，则见于饮酒后，出现刺激性蒜味提示有机磷农药中毒，肝腥味见于肝性脑病，烂苹果味见于糖尿病酮症酸中毒；尿液呈浓烈的氨味见于尿潴留及膀胱炎；粪便腥臭味见于细菌性痢疾。

第二节　全身状态评估

全身状态评估为身体评估的第一步,以视诊为主,配合触诊、听诊及嗅诊,是对被评估者全身状态的概括性观察。评估内容包括性别、年龄、生命体征、意识状态、发育与体型、营养状态、面容与表情、体位、步态等。

一、性别

判断性别的主要依据是生殖器和第二性征的发育状况。正常成人的性征明显,性别判断不难。某些疾病可导致性征发生改变,如肾上腺皮质肿瘤既可使男性乳房女性化,也可令女性发生男性化改变;性染色体异常引起两性畸形等。

二、年龄

年龄大小一般通过健康史采集获知。但在死亡、昏迷或隐瞒年龄时,须通过观察皮肤的弹性及光泽、毛发的颜色及分布、肌肉及牙齿的状态等粗略估计。年龄与某些疾病的发生存在相关性,如麻疹、佝偻病等多发生于幼儿与儿童,风湿热、结核病多发生于少年及青年,冠脉疾病多发生于老年。

三、生命体征

生命体征是评价生命活动存在与否、质量如何的指标,包括体温、脉搏、呼吸和血压,是进行身体评估必检项目之一。

(一)体温

1. 参考范围　正常情况下,腋测法 36～37℃,口测法 36.3～37.2℃,肛测法 36.5～37.7℃。

2. 临床意义　生理情况下,早晨体温略低,下午略高,24h 内波动幅度不超过 1℃;运动或进食后、月经期前或妊娠妇女体温略高,老年人体温略低。体温高于正常称为发热,体温低于正常称为体温过低。

(二)脉搏

评估脉搏时,主要触诊浅表动脉,最常用桡动脉,特殊情况下可触诊股动脉、足背动脉、颈动脉等,测量时须注意脉搏的脉率、节律、紧张度、动脉壁状态、强弱及波形变化。

1. 脉率　脉率指每分钟脉搏的次数。正常成人脉率为 60～100 次 /min，超过 100 次 /min 为脉率增快，低于 60 次 /min 为脉率减慢。

2. 脉律　脉律指脉搏的节律，可反映心脏的节律。正常人脉律规则，心律失常时脉律不规则。

3. 动脉壁状态　正常人动脉管壁柔软、光滑、有弹性。

4. 强弱　脉搏的强弱与心搏出量、脉压和外周血管阻力大小相关。脉搏增强见于高热、甲状腺功能亢进症、主动脉瓣关闭不全等。脉搏减弱见于心力衰竭、主动脉瓣狭窄与休克等。

5. 波形　波形指脉搏的形态变化，可通过触诊或脉搏示波器描记得知。常见的异常脉搏波形如下。

（1）交替脉：指节律规则而强弱交替出现的脉搏，为左心室收缩强弱交替的结果，是早期左心功能不全的重要体征之一。交替脉常见于高血压心脏病、急性心肌梗死。

（2）水冲脉：脉搏骤起骤落，急促有力。提示脉压增大，常见于甲状腺功能亢进症、严重贫血、主动脉瓣关闭不全、动脉导管未闭、动静脉瘘等。

（3）奇脉：吸气时脉搏明显减弱或消失，又称为吸停脉。奇脉见于大量心包积液、缩窄性心包炎等。

（三）呼吸

1. 呼吸运动　呼吸运动的类型包括胸式呼吸和腹式呼吸，女性以胸式呼吸为主，男性及婴幼儿以腹式呼吸为主。

2. 呼吸频率与深度　静息状态下，正常成人呼吸频率为 12～20 次 /min，呼吸与脉搏之比为 1:4；新生儿呼吸频率约为 44 次 /min，随着年龄增长而逐渐减慢。

（1）呼吸频率异常

1）呼吸过缓，呼吸频率低于 12 次 /min，见于镇静剂或麻醉剂过量、颅内压增高等。

2）呼吸过速，呼吸频率超过 20 次 /min，见于发热、疼痛、贫血、甲状腺功能亢进症、心力衰竭等。一般情况下体温每升高 1℃，呼吸频率约增加 4 次 /min。

（2）呼吸深度异常：剧烈运动、情绪激动、过度紧张，糖尿病酮症酸中毒和尿毒症酸中毒可出现深长而快的呼吸，又称为库斯莫尔呼吸。呼吸浅快常见于肥胖、呼吸肌麻痹、严重腹胀、大量腹水、肺炎、胸膜炎、胸腔积液、气胸等。

3. 呼吸节律　静息状态下，正常成人呼吸均匀、节律整齐。病理状态下，可出现呼吸节律的变化。

（1）叹气样呼吸：在正常呼吸节律中出现一次深大呼吸，并常伴叹息声，多为功能性改变。叹气样呼吸见于神经衰弱、精神紧张或抑郁症。

（2）潮式呼吸：又称为陈-施呼吸。呼吸由浅慢逐渐变为深快，再由深快转为浅慢，继而出现一段呼吸暂停，如此周而复始。

（3）间停呼吸：又称为比奥呼吸。表现为有规律呼吸几次后，突然停止一段时间又开始呼吸，为伴有长周期呼吸暂停的不规则呼吸。

潮式呼吸和间停呼吸多发生于中枢神经系统疾病，如脑炎、脑膜炎、颅内压增高及糖尿病酮症酸中毒、巴比妥中毒等。间停呼吸较潮式呼吸更为严重，预后多不良，常在临终前发生。

（四）血压

血压是血管内的血液对血管壁产生的侧压力，通常指动脉血压或体循环血压。心室收缩时，主动脉内压力在收缩中期达最高值称为收缩压（systolic blood pressure，SBP）；心室舒张时，主动脉内压力在舒张末期达最低值称为舒张压（diastolic blood pressure，DBP）；收缩压与舒张压之差为脉压（pulse pressure，PP）。

1. 血压标准　正常成人血压标准的制定经过多次改变，根据中国高血压防治指南（2010年修订版）的标准，成人血压水平的定义和分类见表4-3。

表4-3　成人血压水平的定义和分类

类别	收缩压/mmHg	舒张压/mmHg
正常血压	<120	<80
正常高值	120~139	80~89
高血压		
1级高血压（轻度）	140~159	90~99
2级高血压（中度）	160~179	100~109
3级高血压（重度）	≥180	≥110
单纯收缩期高血压	≥140	<90

注：收缩压与舒张压分属不同级别时，按较高级别分类。单纯收缩期高血压也可按照收缩压水平分为1、2、3级。

2. 血压变化的临床意义

（1）高血压：在安静、清醒的条件下用标准测量方法，至少3次非同日血压的收缩压达到或超过140mmHg和/或舒张压达到或超过90mmHg为高血压；如果仅收缩压达到标准则称为收缩期高血压。高血压绝大多数原因不明,称为原发性高血压;少数继发于其他疾病,称为继发性或症状性高血压,见于肾动脉狭窄、慢性肾炎等。

(2)低血压:血压低于 90/60mmHg 时称为低血压。低血压多见于休克、急性心肌梗死、极度衰弱等。低血压与体位变化有关者称为体位性低血压。

(3)血压不对称:正常双侧上肢血压差在 5~10mmHg。若两上肢血压相差大于 10mmHg 即为血压不对称,见于血栓闭塞性脉管炎、多发性大动脉炎、先天性动脉畸形等。

(4)上下肢血压差异常:正常时下肢血压高于上肢血压 20~40mmHg,当下肢血压低于上肢血压时,称为上下肢血压差异常。常见于主动脉缩窄、胸腹主动脉型大动脉炎等。

(5)脉压增大:正常成人脉压为 30~40mmHg,超过 40mmHg 称为脉压增大,见于主动脉瓣关闭不全、甲状腺功能亢进症、动脉导管未闭、动静脉瘘、严重贫血等。

(6)脉压减小:脉压低于 30mmHg。常见于主动脉瓣狭窄、心包积液、缩窄性心包炎、严重心力衰竭者。

四、意识状态

意识状态检查见第三章第十节"意识障碍"。

五、营养状态

营养状态可根据毛发、皮肤、皮下脂肪、肌肉的发育情况进行评估。最迅速简便的方法是观察皮下脂肪充实的程度,最适宜和最方便评估的部位在前臂屈侧或上臂背侧下 1/3 处。营养状态通常分为不良、中等、良好三个等级。此外,在一定时间内比较体重的变化也可反映出营养状态。常见的异常营养状态:超过理想体重的 10%~20% 为超重,超过 20% 为肥胖;低于 10%~20% 为消瘦,低于 20% 以上为明显消瘦;我国成人体重指数(body mass index, BMI)的正常范围是 $18.5~23.9kg/m^2$,$<18.5kg/m^2$ 为消瘦,$24.0~27.9kg/m^2$ 为超重,$>28.0kg/m^2$ 为肥胖;还可根据腰围和臀围的比值计算出腰臀比,女性腰臀比大于 0.9,男性大于 1.0 为不正常。

六、发育与体型

(一)发育

发育是以智力、年龄、体格成长状态(包括身高、体重及第二性征)之间的关系来综合评价,与种族遗传、内分泌、营养代谢、生活条件及体育锻炼等密切相关。

1. 成人发育正常的评估指标　头部的长度等于身高的 1/8～1/7;双上肢水平展开后,两中指指端的距离等于身高;胸围等于身高的一半;坐高等于下肢的长度。正常人各年龄组的身高与体重之间存在一定的对应关系。

2. 发育异常　病态发育与内分泌的改变密切相关。青春期前,垂体前叶功能亢进可出现体格异常高大,称为巨人症;垂体功能减退可导致体格异常矮小,称为生长激素缺乏性侏儒症;新生儿期发生甲状腺功能减退时,可导致体格矮小和智力低下,称为呆小病。

(二)体型

体型是指身体各部分发育的外观表现,包括骨骼、肌肉的生长与脂肪分布的状态等。成年人的体型可分为以下 3 种类型:

1. 无力型　无力型又称为瘦长型,体高肌瘦、颈细长、肩垂、胸廓扁平,腹上角小于 90°。

2. 正力型　正力型又称为匀称型,身体各个部分匀称适中,腹上角 90° 左右,见于多数正常成人。

3. 超力型　超力型又称为矮胖型,体格粗壮、颈粗短、肩平、胸廓宽阔,腹上角大于 90°。

七、面容与表情

面容是面部所呈现的状态,表情为面部情感的表现。疾病可影响被评估者的面容与表情,不同疾病可呈现不同的面容与表情:

1. 急性病容多见于急性感染性疾病,如疟疾、肺炎链球菌肺炎、流行性脑脊髓膜炎等。

2. 慢性病容多见于慢性消耗性疾病,如严重结核病、肝硬化、恶性肿瘤等。

3. 肢端肥大症面容多见于肢端肥大症。

4. 二尖瓣面容多见于风湿性心脏病、二尖瓣狭窄。

5. 满月面容多见于库欣综合征及长期应用糖皮质激素者。

6. 甲状腺功能亢进面容多见于甲状腺功能亢进症。

7. 黏液性水肿面容多见于甲状腺功能减退症。

8. 苦笑面容多见于破伤风。

八、体位

体位是指被评估者身体所处的状态。

1. 自主体位见于正常人和疾病早期、病情较轻的病人。

2. 被动体位见于瘫痪、极度衰竭或意识丧失的病人。

3. 强迫体位主要有强迫卧位、强迫蹲位、强迫坐位、辗转体位、角弓反张位等。

九、步态

步态指走动时所表现出的姿态。常见典型的异常步态包括以下6种类型：

1. 跨阈步态多见于腓总神经麻痹。

2. 慌张步态多见于帕金森病。

3. 醉酒步态多见于小脑疾病、酒精及巴比妥中毒。

4. 蹒跚步态多见于佝偻病、大骨节病、进行性肌营养不良或先天性双侧髋关节脱位等。

5. 共济失调步态多见于脊髓病变。

6. 剪刀步态多见于脑性瘫痪与截瘫。

第三节 皮肤黏膜及浅表淋巴结评估

一、皮肤黏膜评估

皮肤黏膜评估的主要内容包括颜色、弹性、湿度、皮疹、皮下出血、水肿、蜘蛛痣及肝掌等。

（一）颜色

皮肤颜色与种族、毛细血管的分布、色素量、血液充盈度、皮下脂肪厚薄等多种因素有关。

1. 发红 生理情况下，发红见于情绪激动、运动、饮酒后；病理情况下，可见于发热性疾病，阿托品中毒及一氧化碳中毒等。

2. 苍白 苍白可见于寒冷、休克、虚脱、惊恐等。

3. 发绀 发绀可见于严重的呼吸系统疾病、心力衰竭、发绀型先天性心脏病、血栓性静脉炎、亚硝酸盐中毒等。

4. **黄染** 常见皮肤黏膜黄染的原因包括黄疸、胡萝卜素增高及药物影响。

5. **色素沉着** 生理情况下见于身体的外露部分，如乳头、腋窝、生殖器官等处的皮肤；病理情况下，多见于慢性肾上腺皮质功能减退症、肝硬化、肝癌晚期、肢端肥大症等。

6. **色素脱失** 常见有白癜风、白斑及白化病等。

（二）弹性

皮肤弹性与年龄、营养状态、皮下脂肪及组织间隙液体量有关。儿童及青年皮肤弹性良好，中年以后皮肤弹性减弱，老年皮肤组织萎缩，弹性减退。

（三）湿度

生理情况下，皮肤湿度与汗液分泌功能、周围环境的温湿度相关。病理情况下，少汗或无汗见于维生素 A 缺乏、尿毒症、脱水等；出汗较多见于风湿病、结核病、甲状腺功能亢进症、佝偻病等；冷汗多见于休克、虚脱等；夜间睡后出汗称为盗汗，多见于结核病。

（四）皮疹

皮疹常见于皮肤病、传染病、药物及其他物质所致的过敏反应等。常见皮疹的评估要点及临床意义见表 4-4。

表 4-4　常见皮疹的评估要点及临床意义

皮疹	评估要点	临床意义
斑疹	局部皮肤发红，既不隆起也不凹陷	斑疹伤寒、风湿性多形性红斑、丹毒
玫瑰疹	鲜红色圆形斑疹，直径 2～3mm，胸、腹部多见	伤寒和副伤寒的特征性皮疹
丘疹	局部皮肤颜色改变且凸出皮肤表面	药疹、麻疹及湿疹等
斑丘疹	丘疹周围有皮肤发红的底盘	风疹、猩红热和药疹等
荨麻疹	稍隆起皮肤表面的苍白或红色、大小不等、形态不一的局限性水肿	各种过敏反应

（五）皮下出血

皮下出血常见于造血系统疾病、重症感染、某些血管损害性疾病、毒物或药物中毒等。根据皮下出血的直径及伴随情况分为：①瘀点：直径小于 3mm；②紫癜：直径为 3～5mm；③瘀斑：直径大于 5mm；④血肿：片状出血伴皮肤显著隆起。

（六）蜘蛛痣与肝掌

蜘蛛痣是皮肤小动脉末端分支性扩张所形成的血管痣，多出现在面、颈、手背、上臂、前胸和肩部等上腔静脉分布的区域内。慢性肝病病人可见手掌大、小鱼际处发红，压后褪色，称为肝掌。肝掌与蜘蛛痣的出现与肝脏对雌激素的灭活作用减弱有关，临床上多见于急、慢性肝炎或肝硬化，也可见于妊娠期女性。

（七）水肿

皮下组织的细胞内及组织间隙内液体过多积聚称为水肿，分为三度。

1. 轻度　不易发现或仅见于眼睑、眶下软组织、胫骨前、踝部皮下组织，指压后组织轻度下陷，平复较快。

2. 中度　全身组织均见明显水肿，指压后可出现明显凹陷，平复缓慢。

3. 重度　全身组织严重水肿，身体低垂部位皮肤发亮，甚至有液体渗出。胸腔、腹腔等浆膜腔内可有积液，甚至外阴部亦出现严重水肿。

二、浅表淋巴结评估

淋巴结遍布全身，身体评估时仅能评估浅表淋巴结，直径多为 0.2～0.5cm，质地柔软，表面光滑，与周围组织无粘连，无压痛，且不易触及。

（一）评估顺序及注意事项

按耳前、耳后、乳突区、枕部、颌下、颏下、颈前、颈后、锁骨上窝、腋窝、滑车上、腹股沟、腘窝等顺序进行检查。评估时应放松局部肌肉；触及淋巴结肿大时，应注意其部位、大小、数目、硬度、压痛、活动度、有无粘连，局部皮肤有无红肿、瘢痕、瘘管等，同时注意寻找引起淋巴结肿大的原发病灶。

（二）淋巴结肿大的临床意义

1. 全身性淋巴结肿大　可见于传染性单核细胞增多症、艾滋病、系统性红斑狼疮、干燥综合征、急慢性白血病、淋巴瘤、恶性组织细胞病等。

2. 局限性淋巴结肿大

（1）非特异性淋巴结炎：由所引流区的急、慢性炎症引起。

（2）淋巴结结核：常发生于颈部血管周围，质地稍硬，大小不等，与周围组织粘连或相互粘连。晚期破溃后可形成瘘管，愈合后形成瘢痕。

（3）恶性肿瘤淋巴结转移：表现为淋巴结质地坚硬，与周围组织粘连，不易推动，一般无压痛。肺癌可向右侧锁骨上窝或腋窝淋巴结群转移；胃癌多向左侧锁骨上窝淋巴结群转移。

第四节　头颈部评估

一、头部评估

（一）头发

应注意头发的颜色、疏密度、是否脱发、脱发的类型和特点。

（二）头颅

应评估头颅的大小、外形及有无异常活动。头颅的大小也称为头围，以软尺自眉间绕到颅后通过枕骨粗隆测得。新生儿头围约34cm，随年龄增长而增加，18岁时头围可达53cm或以上，此后几乎不变。

1. 头颅的大小及外形改变　头颅大小异常或畸形是某些疾病的典型体征，常见头颅异常的特点及其意义如下：

（1）小颅畸形：小儿囟门闭合多在12～18个月，早闭合呈现小头畸形，常伴智力发育障碍。

（2）尖头畸形：头顶部尖突高起似塔状，与颜面的比例异常，又称为塔状颅，因矢状缝与冠状缝过早闭合导致，见于先天性疾患，尖头畸形并指/趾畸形。

（3）方颅：前额左右突出，头顶平坦呈方形，见于小儿佝偻病、先天性梅毒。

（4）巨颅：额、顶、颞、枕部突出膨大呈圆形，颈部静脉充盈，对比之下颜面较小，见于脑积水，因其颅内压增高，压迫眼球，形成双目下视，巩膜外露的特殊表情，称为落日现象。

2. 头部运动异常　头部不随意地颤动，见于帕金森病；与颈动脉搏动一致的点头运动，见于严重主动脉瓣关闭不全；头部活动受限，见于颈椎疾患。

（三）眼

1. 眉毛　正常人眉毛的疏密程度不完全相同，一般内侧与中间部分比较浓密，外侧部分较稀疏。如果眉毛的外1/3过于稀疏或脱落，多见于黏液性水肿或先天性梅毒。

2. 眼睑　评估时注意有无眼睑水肿、睑内翻、上睑下垂、眼睑闭合障碍等。眼睑异常及临床意义见表4-5。

3. 结膜　结膜充血发红伴血管充盈，见于结膜炎、角膜炎；颗粒与滤泡见于沙眼；结膜苍白见于贫血；出现大片结膜下出血，可见于高血压、动脉硬化。检查上睑结膜时须翻动眼睑。

表 4-5　眼睑异常及临床意义

眼睑异常	临床意义
眼睑水肿	见于肾炎、营养不良、慢性肝病、血管神经性水肿
睑内翻	由于睑结膜瘢痕形成，使眼睑缘向内翻转，见于沙眼
上睑下垂	双侧眼睑下垂见于先天性重症肌无力；单侧上睑下垂多为动眼神经麻痹所致，见于蛛网膜下腔出血、脑炎、脑外伤等
眼睑闭合障碍	双侧闭合障碍见于甲状腺功能亢进症；单侧闭合障碍见于面神经麻痹

4. 眼球　评估时注意眼球的外形与运动。

（1）眼球突出：双侧眼球突出，见于甲状腺功能亢进症；单侧眼球突出，多因局部炎症或眶内占位性病变所致，偶见于颅内病变。

（2）眼球下陷：双侧下陷见于老年人、严重脱水、消瘦；单侧下陷，见于霍纳综合征、眶尖骨折。

（3）眼球震颤：是指双侧眼球发生一系列有规律的快速往返运动；自发的眼球震颤见于耳源性眩晕、小脑疾患、视力严重低下等。

5. 角膜　观察其透明度，注意有无云翳、白斑、软化、溃疡、新生血管等。

6. 巩膜　正常呈瓷白色，黄疸时巩膜黄染最明显。

7. 瞳孔

（1）瞳孔的形状与大小：正常人瞳孔双侧等圆、等大，直径为 2～5mm。病理情况下瞳孔变化的临床意义见表 4-6。

表 4-6　病理情况下瞳孔变化的临床意义

瞳孔变化	临床意义
缩小	虹膜炎症、有机磷农药中毒，吗啡、氯丙嗪、毛果芸香碱等药物反应
扩大	外伤、绝对期青光眼、颈交感神经受刺激、阿托品或可卡因等药物影响
形状不规则	虹膜粘连
大小不等	颅内病变，如脑疝、脑外伤、脑肿瘤等

（2）对光反射：对光反射分为直接对光反射与间接对光反射。对光反射迟钝见于浅昏迷，完全消失见于深昏迷。

（3）调节与集合反射：当动眼神经功能损害时，调节与集合反射均消失。

（四）耳

1. 耳郭与外耳道　外耳道局部红肿，伴耳郭牵拉痛见于外耳道疖肿；耳郭皮下痛性结节见于痛风；外耳道有脓性分泌物，伴全身症状见于化脓性中耳炎。

2. 乳突　化脓性中耳炎引流不畅时，可蔓延为乳突炎。

（五）鼻

1. 鼻的外观　主要评估鼻的外形和颜色。鼻梁部皮肤有红色斑块，且高出皮面并向两面颊部蔓延成蝴蝶状，见于系统性红斑狼疮。

2. 鼻腔

（1）鼻出血：妇女若发生周期性鼻出血，多为子宫内膜异位症。

（2）鼻腔黏膜：鼻黏膜肿胀，伴鼻塞和流涕，见于急性鼻炎；鼻黏膜肿胀且组织肥厚，见于慢性鼻炎。

3. 鼻窦　是鼻腔周围含气的骨质空腔，共四对，有窦口与鼻腔相通。其中蝶窦由于解剖位置较深，不能在体表评估。鼻窦引流不畅时；易发生炎症，出现鼻塞、流涕、头痛和鼻窦压痛，常见于鼻窦炎。

（六）口腔

口腔的评估包括口唇、口腔内器官和组织、口腔气味等。

1. 口唇　健康人口唇红润有光泽。评估时须注意口唇颜色、有无疱疹、口角糜烂和歪斜。

2. 口腔黏膜　正常口腔黏膜光洁呈粉红色。在相当于第二磨牙的颊黏膜处出现帽针头大小白色斑点，称为科氏斑，是麻疹的早期特征。

3. 牙齿　正常牙齿呈瓷白色，评估时应注意牙齿的色泽、形状，有无龋齿、缺齿和义齿等。

4. 牙龈　正常呈粉红色，质坚韧，紧密贴合于牙颈部，压之无出血及溢脓。

5. 舌　正常人舌质淡红、柔软、湿润，舌苔薄白，伸舌居中、活动自如、无震颤。舌的性状变化特点及临床意义见表4-7。

表4-7　异常舌的特点及临床意义

类型	特点	临床意义
干燥舌	重度干燥可有舌体缩小出现纵沟	鼻疾患、大量吸烟、阿托品作用、放射治疗后、严重脱水
镜面舌	舌乳头萎缩，舌体变小、舌面光滑呈粉红色或红色	缺铁性贫血、恶性贫血、萎缩性胃炎

类型	特点	临床意义
地图舌	舌面出现黄色上皮细胞堆积而成的隆起部分,状如地图	维生素B_2缺乏
牛肉舌	舌面绛红,形如生牛肉	烟酸缺乏
草莓舌	舌乳头肿胀、鲜红、似草莓样	猩红热、长期发热者等
毛舌	舌面出现黑色或黄褐色毛	久病衰弱或长期使用广谱抗生素

6. 咽部及扁桃体 应注意其大小,有无红肿、分泌物等。扁桃体增大分度:一般分为三度,不超过腭咽弓者为Ⅰ度;超过腭咽弓者为Ⅱ度;达到或超过咽后壁中线者为Ⅲ度。

二、颈部评估

(一)颈部血管

1. 颈静脉怒张 提示体循环静脉压升高,见于右心衰竭、缩窄性心包炎、心包积液、上腔静脉阻塞综合征等。

2. 颈动脉搏动 颈动脉明显搏动,多见于主动脉瓣关闭不全、高血压、甲状腺功能亢进症、严重贫血病人。

(二)甲状腺

甲状腺肿大的分度及临床意义如下。甲状腺肿大分三度:看不到肿大但能触及者为Ⅰ度;能触及且能看到,但在胸锁乳突肌以内者为Ⅱ度;超过胸锁乳突肌外缘者为Ⅲ度。甲状腺肿大常见于:

1. 甲状腺功能亢进症 甲状腺功能亢进症为程度不等的弥漫性、对称性甲状腺肿大,其质地柔软、表面光滑、无压痛,可有震颤,常闻及"嗡鸣"样血管杂音。

2. 单纯性甲状腺肿 单纯性甲状腺肿的腺体肿大明显,呈弥漫性或结节性,无压痛及震颤。

3. 甲状腺癌 甲状腺癌多呈单发的结节,不规则、质硬。

(三)气管

正常人气管居于颈前正中部。单侧甲状腺肿大,大量胸腔积液、积气,纵隔肿瘤可将气管推向健侧;肺不张、胸膜粘连等可将气管拉向患侧。

第五节 胸 部 评 估

一、胸部评估注意事项

胸部评估注意事项包括环境、体位、检查顺序、对比性等,评估时尤其要注意检查顺序和对比性。胸部评估时被评估者取坐位或卧位,环境安静,按照视诊、触诊、叩诊、听诊的顺序进行,先评估前胸部和两侧胸部,再评估背部,评估时要注意胸部左右对称部位的对比。

二、胸部的体表标志

胸部体表标志包括骨骼标志、自然陷窝和解剖区域及人工划线。其中骨骼标志有胸骨角、肋间隙、腹上角、乳头、第7颈椎、肩胛下角及剑突等。

胸骨角又称为路易斯角,其两侧分别与左右第2肋软骨连接,是前胸壁计数肋骨和肋间隙的重要标志。

肩胛下角是肩胛骨的最下端,当直立位、上肢自然下垂时,肩胛下角对应第7肋骨或第8肋骨水平,是后胸部计数肋骨的标志。

第7颈椎为脊柱棘突最突出的部位,下方连接第1胸椎,常为胸椎计数的标志。

自然陷窝和解剖区域包括胸骨上窝、锁骨上窝、锁骨下窝、腋窝、肩胛间区。

人工划线主要有7条,包括前正中线、锁骨中线、腋前线、腋后线、腋中线、后正中线和肩胛线,锁骨中线为通过锁骨中点向下的垂直线,分左、右两条,是人体重要的标志线。

三、胸壁、胸廓与乳房评估

评估胸壁时重点注意有无静脉曲张、皮下气肿、胸壁压痛等异常。正常胸廓两侧基本对称,成人胸廓前后径与左右径之比约为1:1.5,呈椭圆形。常见异常胸廓有扁平胸、桶状胸、佝偻病胸、胸廓一侧变形等:

1. 扁平胸 胸廓前后径小于左右径的一半,常见于肺结核等慢性消耗性疾病、瘦长体型者。

2. 桶状胸 胸廓前后径与左右径几乎相等或超过左右径,呈圆桶状,多见于严重慢性阻塞性肺疾病、矮胖体型者或老年人。

3. 佝偻病胸　常见异常有鸡胸、肋骨串珠、漏斗胸等，为佝偻病所致的胸廓改变，多见于儿童。

4. 胸廓一侧变形　胸廓一侧膨隆多见于大量胸腔积液、气胸等，一侧平坦或下陷见于肺纤维化、肺不张等。

乳房评估包括视诊和触诊。评估原则是先健侧后患侧，先视诊后触诊。临床意义：①急性乳腺炎，常见于哺乳期妇女；②乳腺癌，晚期常伴有腋窝淋巴结转移，多见于中年妇女；③乳腺良性瘤，常见的有乳腺囊性增生、纤维腺瘤等。

四、肺和胸膜评估

1. 视诊　呼吸运动、呼吸频率和深度、呼吸节律。

2. 触诊　胸廓扩张度、语音震颤及胸膜摩擦感。语音震颤减弱或消失主要见于肺泡内含气量过多、支气管阻塞、大量胸腔积液或气胸等；语音震颤增强主要见于肺泡内有炎症浸润及接近胸膜的肺内巨大空腔。胸膜摩擦感提示急性胸膜炎。

3. 叩诊　应注意叩诊的方法、正常叩诊音、异常叩诊音的变化及其临床意义。叩诊顺序为前胸、侧胸及背部，自上而下，由外到内逐个肋间叩诊，并注意对称部位的比较。正常肺部叩诊音为清音，异常叩诊音类型取决于病变性质、范围及部位，浊音或实音多见于肺炎球菌性肺炎肺实变、胸腔积液、胸膜增厚粘连等疾病；过清音见于慢性阻塞性肺疾病等；鼓音见于气胸、肺内大空洞等。

4. 听诊　正常呼吸音、异常呼吸音、啰音、语音共振及胸膜摩擦音。

正常呼吸音包括气管呼吸音、支气管呼吸音、支气管肺泡呼吸音及肺泡呼吸音。

啰音是指呼吸音以外的附加音，按其性质可分为干啰音和湿啰音。

干啰音的特点：①音调较高，持续时间较长；②强度、性质和部位不稳定易改变，瞬间内数量可明显增减；③呼气时明显。

湿啰音的特点：①断续而短暂，常连续多个出现；②部位较恒定、性质不易变；③咳嗽后可减弱或消失，以吸气末明显；④多种性质的湿啰音可同时并存。

语音共振发生机制、临床意义与语音震颤相似。

胸膜摩擦音的最佳听诊部位为前下侧胸壁，屏气时则消失，常见于急性纤维素性胸膜炎、肺梗死等，大量胸腔积液时，胸膜摩擦音可消失。

五、心脏评估

心脏评估可按照视诊、触诊、叩诊、听诊的顺序进行，根据病情采取适宜的体位。

1. 视诊　包括心前区外形、心尖搏动及心前区异常搏动。正常人心前区无隆起或凹陷，异常隆起常见于先天性心脏病。正常成人心尖搏动点位于第 5 肋间、左锁骨中线内侧 0.5～1.0cm，其搏动范围直径为 2.0～2.5cm。病理状态下，心尖搏动向左移位常提示右心室增大，多见于二尖瓣狭窄等；向左下移位提示左心室增大，常见于主动脉瓣关闭不全等；向左下移位并伴有心浊音界向两侧扩大提示左、右心室增大，见于扩张型心肌病等；向健侧移位提示纵隔移位，见于一侧气胸或胸腔积液等；向患侧移位见于一侧胸膜增厚或肺不张等；剑突下搏动见于右心室肥厚或腹主动脉瘤等。

2. 触诊　注意心尖搏动、震颤及心包摩擦感。抬举性心尖搏动是左心室肥厚的体征。震颤通常提示器质性心血管病变，常见于心脏瓣膜狭窄和先天性心脏病。心包摩擦感在心前区或胸骨左缘第 3、4 肋间可触及。

3. 叩诊　注意叩诊方法及顺序、正常心脏相对浊音界、心脏浊音界改变及临床意义。左心房增大心浊音界呈梨形，常见于二尖瓣狭窄；左心室增大呈靴形心，常见于主动脉瓣关闭不全、高血压心脏病等；左、右心室增大呈普大型心，多见于扩张型心肌病、全心衰竭等；心浊音界向两侧扩大呈烧瓶心，并随体位改变而改变，见于心包积液。

4. 听诊　包括心率、心律、心音、额外心音、杂音和心包摩擦音。有五个瓣膜听诊区，听诊顺序依次为二尖瓣区→肺动脉瓣区→主动脉瓣区→主动脉瓣第二听诊区→三尖瓣区。

心脏听诊内容：

（1）心率：正常成人心率为 60～100 次/min；心动过速是婴幼儿心率＞150 次/min，成人心率＞100 次/min，常见于运动、发热、贫血、甲状腺功能亢进症等；心动过缓是心率＜60 次/min，见于甲状腺功能减退症、颅内压增高等。

（2）心律：正常人心律规则；常见心律失常有期前收缩、房颤；期前收缩可形成二联律或三联律，常见于器质性心脏病、洋地黄中毒及低血钾等；心房颤动的听诊特点为心律绝对不规则，第一心音强弱不等，脉率少于心率，常见于二尖瓣狭窄、冠心病或甲状腺功能亢进症等。

（3）心音：通常只能听到 S_1 和 S_2；出现钟摆律或胎心律，提示心肌严重受损，病情危重。

（4）额外心音：舒张早期奔马律常见于心力衰竭、急性心肌梗死、重症心肌炎等。开瓣音见于二尖瓣狭窄，提示瓣膜弹性尚好。

（5）心脏杂音：是心脏瓣膜病具有特征性的诊断依据。

（6）心包摩擦音：以胸骨左缘第 3、4 肋间听诊最清楚，常见于急性心包炎。

六、血管评估

血管评估内容包括脉搏、血压、血管杂音和周围血管征。周围血管征包括毛细血管搏动征、水冲脉、枪击音等，阳性是脉压增大导致，主要见于主动脉瓣关闭不全、甲状腺功能亢进症、严重贫血等。

第六节　腹　部　评　估

一、腹部的体表标志和分区

（一）体表标志
常用的腹部体表标志有肋弓下缘、腹上角、脐、髂前上棘、腹中线、腹股沟韧带等。

（二）腹部分区
临床上常用四区法和九区法。

二、腹部评估

腹部评估采用视诊、触诊、叩诊、听诊，常以触诊为主。

（一）视诊
主要内容有腹部外形、呼吸运动、腹壁静脉、胃肠型及蠕动波等。

1. 腹部外形

（1）腹部膨隆

1）全腹膨隆，生理状况下见于过度肥胖、妊娠；病理状况下见于大量腹水、腹内胀气、人工气腹、腹内巨大肿瘤等，如大量腹水时可见蛙状腹，特点是其形状随体位的变化而变化。

2）局部膨隆，常因脏器肿大、腹内肿瘤或炎性包块、疝等引起。

（2）腹部凹陷：见于显著消瘦、严重脱水等。严重者全腹呈舟状，称为舟状腹，见于恶病质、结核病、糖尿病等慢性消耗性疾病。

2. 腹壁静脉　腹壁静脉曲张时应判断血流方向，有助于确定静脉曲张的原因：①门静脉高压时，静脉曲张以脐为中心呈水母状，血流方向与正常相同；②当上腔静脉回流受阻时，脐上、下的腹壁静脉的血流方向均向下；③当下腔静脉回流受阻时，则均向上。

3. 胃肠型和蠕动波　常见于胃肠道发生梗阻,如幽门梗阻、机械性肠梗阻。

（二）触诊

触诊是腹部评估的重要方法。其内容有腹壁紧张度、压痛与反跳痛、腹腔脏器、腹部肿块等。

1. 腹壁紧张度

（1）弥漫性腹壁紧张度增加:主要因腹膜炎症刺激引起腹肌痉挛所致。急性胃肠穿孔或输卵管妊娠破裂时,腹壁明显紧张,硬如木板,称为板状腹;结核性腹膜炎或癌性腹膜炎时,触之柔韧而具有抵抗力,犹如揉面团一样,称为揉面感。

（2）局限性腹壁紧张度增加:急性胆囊炎可出现右上腹紧张,急性阑尾炎出现右下腹紧张。

2. 压痛与反跳痛　正常腹部无压痛和反跳痛。固定的压痛点提示病变部位。临床常见的压痛点:阑尾点又称为麦克伯尼点;胆囊点;肾和输尿管压痛点。反跳痛提示炎症已累及腹膜壁层。压痛、反跳痛同时伴有腹肌紧张,称为腹膜刺激征,是急性腹膜炎的重要体征。

3. 肝脏触诊　触诊内容包括:

（1）肝脏大小。正常成人的肝脏不易触及;弥漫性肝大见于肝炎、肝淤血、脂肪肝、早期肝硬化等;局限性肝大见于肝脓肿、肿瘤等;肝缩小见于暴发性肝衰竭等。

（2）肝脏质地。正常肝脏质地柔软;急慢性肝炎、脂肪肝及肝淤血时质韧;肝硬化、肝癌质硬。

（3）肝脏边缘和表面状态。肝边缘钝圆常见于脂肪肝或肝淤血;肝边缘不规则,表面不光滑,见于肝癌等。

（4）肝脏压痛。正常肝脏无压痛,轻度弥漫性压痛见于肝炎等。

4. 胆囊触诊　正常胆囊不能触及。墨菲征阳性时,常见于急性胆囊炎。

5. 脾脏触诊　脾大的分度及临床意义见表4-8。

表4-8　脾大的分度及临床意义

分度	测量标准	临床意义
轻度	深吸气时脾下缘不超过肋下2cm	肝炎、伤寒、急性疟疾、感染性心内膜炎、败血症等
中度	脾下缘超过2cm至脐水平线以上	肝硬化、慢性淋巴细胞白血病、淋巴瘤、系统性红斑狼疮、疟疾后遗症等
高度	脾超过脐水平线或前正中线（巨脾）	慢性髓细胞性白血病、慢性疟疾、恶性组织细胞病等

6. 膀胱触诊　多采用单手触诊。正常膀胱位于盆腔内，不易被触及。

7. 腹部肿块　当腹部触及肿块时须注意其部位、大小、形态、质地、压痛、活动度以及与周围组织的关系。

（三）叩诊

1. 腹部叩诊音　明显的鼓音可见于胃肠高度胀气、人工气腹和胃肠穿孔等。

2. 移动性浊音　当腹腔内游离液体超过 1 000ml 时，可查出移动性浊音，见于右心功能不全、缩窄性心包炎、肾炎、肝硬化、腹膜炎、腹膜转移癌等。

3. 叩击痛　正常人无叩击痛。肾炎、肾盂肾炎、肾结石、肾结核及肾周围炎病人，肾区可有不同程度的叩击痛；肝区叩击痛主要见于肝炎、肝脓肿、肝淤血等。

（四）听诊

1. 肠鸣音　如次数多且肠鸣音响亮、高亢，甚至呈叮当声或金属音，称为肠鸣音亢进，见于机械性肠梗阻。持续 3～5min 未听到肠鸣音，称为肠鸣音减弱或消失，见于急性腹膜炎或麻痹性肠梗阻等。

2. 振水音　若在清晨或餐后6～8h以上出现振水音，提示幽门梗阻或胃扩张。

第七节　肛门直肠评估

一、评估体位

肛门直肠评估时可根据病情需要，协助被评估者采取合适的评估体位。评估时常用的体位包括：

1. 膝胸位　膝胸位适用于前列腺、精囊检查，乙状结肠镜检与直肠镜检等。

2. 左侧卧位　左侧卧位适用于病重、年老体弱或女性被评估者。

3. 仰卧位或截石位　仰卧位或截石位适用于膀胱直肠窝的检查，也可进行直肠双合诊，用以检查盆腔脏器病变。

4. 蹲位　蹲位适用于检查直肠脱垂、直肠息肉及内痔等。

二、评估方法与内容

肛门直肠的检查方法以视诊、触诊为主，必要时辅以内镜检查。

视诊正常肛门周围皮肤完整、颜色较深，皱褶呈放射状。以下为常见异常情况：

1. 肛裂为肛管下段深达皮肤全层的纵行及梭形裂口或感染性溃疡。

2. 痔为直肠下端黏膜下或肛管皮肤下的静脉丛扩大和曲张所致的静脉团,根据痔所在部位的不同分为内痔、外痔及混合痔。

3. 肛门周围有红肿及压痛见于肛门周围脓肿;肛门瘢痕多见于外伤及手术后。

4. 直肠脱垂又称为脱肛,为肛管、直肠,甚至乙状结肠下段的肠壁部分或全层外翻而脱出肛门外。

5. 肛门直肠瘘简称为肛瘘,是直肠、肛管与肛门周围皮肤相通的瘘管,常为肛管或直肠周围脓肿破溃所致,不易愈合。

肛门或直肠的触诊称为肛诊或直肠指诊。正常直肠指诊肛管和直肠内壁柔软、光滑,无压痛及包块。肛裂和感染可有剧烈触痛;肛门周围脓肿可有触痛伴波动感;直肠息肉可触及柔软、光滑而有弹性的包块;直肠癌常触及坚硬、凹凸不平的包块;存在黏膜损伤或炎症时,指套表面常有黏液、脓液或血液,必要时取其涂片做镜检或细菌检查,以明确诊断。

第八节 脊柱四肢评估

一、脊柱评估

(一)脊柱弯曲度

正常人直立时脊柱从侧面观察有 4 个生理弯曲(呈 S 形),即颈段稍向前凸,胸段稍向后凸,腰段明显向前凸,骶段明显向后凸。正常人脊柱无侧凸及前后凸畸形。以下为常见异常情况:

1. 脊柱后凸(也称为驼背) 多发生于胸段,主要见于佝偻病(儿童)、脊柱结核(青少年)、强直性脊柱炎(成年人)、脊柱退行性变(老年人)等。

2. 脊柱前凸 多发生于腰段,主要见于妊娠晚期、大量腹水、腹腔巨大肿瘤、髋关节结核及先天性髋关节后脱位等。

3. 脊柱侧凸 根据侧凸的部位可分为胸段侧凸、腰段侧凸以及胸腰段联合侧凸;根据侧凸的性质可分为姿势性侧凸及器质性侧凸。

(二)脊柱活动度

评估脊柱活动度时,嘱被评估者做前屈、后伸、侧弯、旋转等动作。正常人脊柱有一定的活动度,颈段、腰段活动度最大,胸段活动度小,骶段几乎无活动性。脊柱活动受限表现为各段活动度不能达到正常范围,出现疼痛或僵直,主要见于相应脊柱节段的软组织损伤、脊柱结核或肿瘤、骨折或脱位等。

（三）脊柱压痛与叩击痛

正常情况下，脊柱无压痛及叩击痛。脊柱压痛多见于脊柱结核、椎间盘突出症、骨折等；脊柱两旁肌肉压痛多见于腰背肌纤维炎或劳损。脊柱叩击痛主要见于脊柱结核、脊椎骨折、椎间盘突出症等。

二、四肢评估

四肢评估主要以视诊和触诊为主，两者相互配合。

常见上肢形态异常：

1. 肘关节脱位，鹰嘴向肘后突出，活动受限。

2. 腕下垂，常见于桡神经损伤。

3. 猿手畸形，常见于正中神经损伤。

4. 爪形手，常见于尺神经损伤、进行性肌萎缩等。

5. 梭形关节，常见于类风湿关节炎。

6. 杵状指／趾，常见于慢性肺脓肿、支气管扩张症、发绀型先天性心脏病等。

7. 匙状甲，常见于缺铁性贫血、高原疾病等。

常见下肢形态异常：

1. 膝内、外翻，常见于佝偻病。

2. 膝反张，常见于脊髓灰质炎后遗症、关节结核。

3. 足内、外翻，常见于脊髓灰质炎后遗症及先天畸形。

第九节　神经系统评估

一、感觉功能评估

感觉功能包括浅感觉、深感觉和复合感觉。

1. 浅感觉

（1）痛觉：痛觉障碍见于脊髓丘脑侧束损害。

（2）触觉：触觉障碍见于脊髓前束和后索病损。

（3）温度觉：温度觉障碍见于脊髓丘脑侧束病损。

2. 深感觉

（1）运动觉：运动觉障碍见于脊髓后索病损。

（2）位置觉：位置觉障碍见于脊髓后索病损。

（3）振动觉：振动觉障碍见于脊髓后索病损。

3. 复合感觉

（1）皮肤定位觉：皮肤定位觉障碍见于皮质病变。

（2）两点辨别觉：两点辨别觉障碍见于额叶病变。

（3）实体觉：实体觉障碍见于皮质病变。

（4）体表图形觉：体表图形觉障碍见于丘脑水平以上的病变。

二、运动功能评估

运动分为随意运动和不随意运动。随意运动由锥体束支配，又称为自主运动；不随意运动由锥体外系和小脑支配，又称为不自主运动。

1. 肌力　肌力为肌肉运动时的最大收缩力。肌力的记录一般采用 0~5 级的 6 级分级法。

0 级：完全瘫痪，无肌肉收缩。

1 级：可见肌肉轻微收缩，但无肢体运动。

2 级：肢体能在床面上水平移动，但不能抬离床面。

3 级：肢体能抬离床面，但不能对抗外加的阻力。

4 级：能对抗部分的阻力，但较正常人弱。

5 级：正常肌力。

肌力减退或消失称为瘫痪。一般有单瘫、偏瘫、交叉瘫和截瘫等形式。

（1）单瘫：单一肢体瘫痪，多见于脊髓灰质炎。

（2）偏瘫：为一侧上、下肢瘫痪，常伴有同侧脑神经损害，多见于颅内病变、脑卒中等。

（3）截瘫：多为双下肢瘫痪，见于脊髓外伤，炎症等。

（4）交叉瘫：为一侧肢体瘫痪及对侧脑神经损害，多见于脑干病变。

2. 肌张力　肌张力为静息状态下的肌肉紧张度。肌张力降低见于脊髓前角灰质炎、周围神经炎、小脑病变等；肌张力增高见于锥体束或锥体外系病变。

3. 不随意运动　不随意运动为被评估者在意识清晰的状态下，随意肌不自主收缩所产生的一些无目的的异常动作，多为锥体外系病变的表现。常见的不随意运动包括：

（1）震颤：静止性震颤见于帕金森病，动作性震颤见于小脑疾病；姿势性震颤见于甲状腺功能亢进症、肝性脑病、尿毒症、焦虑状态等。

（2）舞蹈样动作：见于风湿性舞蹈症、儿童期脑风湿性病变。

（3）手足搐搦：见于低钙血症、碱中毒。

4. 共济运动　共济运动为机体完成任一动作时所依赖的某组肌群协调一致的运动。小脑、深感觉、前庭神经及锥体外系共同参与协调运动，这些部位的病变尤其是小脑病变，可使动作协调发生障碍，称为共济失调。常用的评估方法包括指鼻试验、跟－膝－胫试验、龙贝格征等。

三、神经反射评估

反射包括生理反射和病理反射。生理反射根据刺激部位的不同，分为浅反射和深反射。

（一）生理反射

1. 浅反射

（1）角膜反射：分为直接角膜反射和间接角膜反射；直接角膜反射消失，间接角膜反射存在，见于患侧面神经瘫痪；直接与间接角膜反射均消失，见于患侧三叉神经病变；角膜反射完全消失见于深昏迷者。

（2）腹壁反射：正常反应为受刺激的部位腹壁肌肉收缩；上部反射消失见于胸椎7～8节病损、中部反射消失见于胸椎9～10节病损、下部反射消失见于胸椎11～12节病损；双侧上、中、下三部反射均消失见于昏迷或急腹症病人；肥胖者、老年人及经产妇由于腹壁过于松弛，腹壁反射也会减弱或消失。

（3）提睾反射：正常反应为同侧提睾肌收缩，睾丸上提；双侧反射消失见于腰1～2节病损；一侧反射减弱或者消失见于锥体束损害。

（4）跖反射：正常反应为足趾向跖面屈曲；反射消失为骶髓1～2节病损。

2. 深反射

（1）肱二头肌反射：正常反应为肱二头肌收缩，前臂快速屈曲。

（2）肱三头肌反射：正常反应为肱三头肌收缩，前臂伸展。

（3）桡骨膜反射：正常反应为肱桡肌收缩，屈肘、前臂旋前。

（4）膝反射：正常反应为小腿伸展。

（5）跟腱反射：正常反应为腓肠肌收缩，足向跖面屈曲。

（二）病理反射

病理反射又称为锥体束征，当锥体束受损时，大脑失去对脑干和脊髓的抑制作用而出现的异常反射。1 岁半以内的婴幼儿由于神经系统发育未完善也可出现，不属于病理性。病理反射主要包括巴宾斯基征、奥本海姆征、戈登征、查多克征。巴宾斯基征阳性反应为踇趾背屈，其余四趾呈扇形展开。

（三）脑膜刺激征

脑膜刺激征为脑膜受到刺激的体征，见于脑膜炎、蛛网膜下腔出血及颅内压增高等。常见的脑膜刺激征包括颈强直、克尼格征及布鲁津斯基征。

1. 颈强直　颈强直的阳性反应为颈肌抵抗力增强或下颌不能贴近胸壁。

2. 克尼格征　克尼格征的阳性反应为伸膝受限，并伴有疼痛与屈肌痉挛。

3. 布鲁津斯基征　布鲁津斯基征的阳性反应为被动屈颈时，两侧膝关节和髋关节同时屈曲。

【练习题】

（一）单项选择题

1. 有关叩诊注意事项，**错误**的是

    A. 应充分暴露检查部位   B. 以右手中指紧贴叩诊部位

    C. 叩击方向与叩诊部位垂直   D. 检查部位的肌肉应充分放松

    E. 叩诊时应以腕关节与掌指关节的力量叩诊

2. 深部触诊法触及的深度常大于

    A. 1cm   B. 2cm   C. 3cm

    D. 4cm   E. 5cm

3. 有关鼓音的特点，**错误**的是

    A. 音调最高   B. 音响最强

    C. 持续时间最长   D. 正常部位如胃泡鼓音区

    E. 病理情况下见于气胸、肺空洞

4. 检查腹肌有无抵抗感，首选

    A. 滑动触诊法   B. 双手触诊法   C. 深压触诊法

    D. 冲击触诊法   E. 浅部触诊法

5. 呼气有烂苹果味，见于

    A. 尿毒症   B. 肝性昏迷

    C. 阿米巴痢疾   D. 糖尿病酮症酸中毒

    E. 有机磷杀虫剂中毒

6. 心脏、肝脏被肺覆盖部分叩诊时呈

    A. 清音   B. 鼓音   C. 浊音

    D. 实音   E. 过清音

7. 下列关于脉搏评估的说法，**错误**的是

    A. 评估前被评估者应避免剧烈运动

    B. 被评估者运动后须休息 20min 方能评估

    C. 可用拇指触诊脉搏

    D. 评估脉率与心率是否一致

    E. 须对比两侧脉搏情况

8. 与评估被评估者营养状态**无关**的是

    A. 第二性征   B. 皮下脂肪   C. 毛发

    D. 皮肤   E. 肌肉

9. 判断皮下脂肪充实程度最方便、最适宜的部位是

    A. 手背   B. 踝部   C. 胫前

    D. 前臂屈侧   E. 上臂屈侧

10. 下列关于脉搏的说法中，**不正确**的是

    A. 女性较男性慢   B. 儿童脉搏较快

    C. 老年人脉搏较慢   D. 健康成人脉搏节律规整

    E. 婴幼儿脉搏可达 130 次 /min

11. 疟疾病人最可能的面容为

    A. 贫血面容   B. 慢性面容   C. 急性面容

    D. 肝病面容   E. 满月面容

12. 发热见于

    A. 甲状腺功能减退症   B. 严重营养不良

    C. 低血糖昏迷   D. 休克

    E. 感染

13. 以下关于血压评估的说法，**不正确**的是

    A. 应保持肱动脉、血压计与心脏水平一致

    B. 被评估者测血压前须安静休息 5min 以上

    C. 测血压时护士不可与被评估者交谈

    D. 袖带下缘距离肘窝 1cm

    E. 被评估者应裸露上臂

14. 评估全身状态的主要方法是
    A. 视诊   B. 触诊   C. 叩诊
    D. 听诊   E. 嗅诊

15. 慌张步态见于
    A. 巴比妥类中毒   B. 帕金森病   C. 小脑疾病
    D. 脊髓疾病   E. 佝偻病

16. 评估脉搏可触诊的动脉**不包括**
    A. 桡动脉   B. 股动脉   C. 足背动脉
    D. 颈动脉   E. 主动脉

17. 脉率小于心率见于
    A. 阵发性心动过速   B. 急性心肌梗死
    C. 心力衰竭   D. 心房颤动
    E. 贫血

18. **不属于**意识障碍的是
    A. 嗜睡   B. 昏睡   C. 失语
    D. 昏迷   E. 意识模糊

19. 库斯莫尔呼吸主要见于
    A. 代谢性酸中毒   B. 颅内压增高
    C. 严重腹胀   D. 大量腹水
    E. 胸膜炎

20. 评估皮肤弹性的常用部位为
    A. 颈部   B. 手背   C. 腹壁
    D. 胫前   E. 前臂背侧

21. 病人,女,28 岁。1 个月前出现进行性视力下降,伴眩晕、视物旋转,恶心、呕吐,行走时躯干重心不稳,步态紊乱。头颅 MRI 显示:小脑脱髓鞘改变,该病人的步态为
    A. 剪刀步态   B. 慌张步态   C. 醉酒步态
    D. 蹒跚步态   E. 共济失调步态

22. 7 岁男童,3 岁时不能独立行走、4 岁时活动缓慢,行走时身体左右摇摆似鸭行,近半年加重,确诊为进行性肌营养不良。该病人的步态为
    A. 剪刀步态   B. 慌张步态   C. 跨阈步态
    D. 蹒跚步态   E. 共济失调步态

23. 病人，男，80岁。帕金森病史15年，走路时小步急速趋行，身体前倾，有难以止步之势。该病人的步态为

    A. 剪刀步态   B. 慌张步态   C. 醉酒步态

    D. 蹒跚步态   E. 共济失调步态

24. 病人，女，44岁。气促1周，诊断为右侧大量胸腔积液。该病人多采取的体位是

    A. 强迫坐位   B. 被动体位   C. 自主体位

    D. 左侧卧位   E. 右侧卧位

25. 病人，男，67岁。反复咳嗽、咳痰17年，气促3年，下肢水肿半个月，诊断为慢性阻塞性肺疾病、肺心病。该病人多采取的体位是

    A. 强迫坐位   B. 强迫蹲位   C. 辗转体位

    D. 强迫侧卧位   E. 强迫停立位

26. 病人，女，42岁。1个月前出现活动后心悸、气短、呼吸困难，心脏彩超示：主动脉瓣关闭不全，测脉搏骤起骤落、急促有力。该病人脉搏为

    A. 奇脉   B. 迟脉   C. 交替脉

    D. 重搏脉   E. 水冲脉

27. 病人，男，65岁。4h前搬重物时突感右侧肢体无力，继之出现意识不清，压迫眶上神经方能被唤醒，醒时答非所问，很快又入睡。该病人的意识状态为

    A. 意识模糊   B. 嗜睡   C. 谵妄

    D. 昏睡   E. 昏迷

28. 病人，女，59岁。近1年间断出现头晕、头痛，血压最高达166/92mmHg，该病人血压为

    A. 正常血压   B. 正常高值   C. 1级高血压

    D. 2级高血压   E. 3级高血压

29. 在左锁骨上窝触及1个淋巴结，质坚硬，表面光滑，与周围组织粘连，无压痛，可能为

    A. 淋巴结炎   B. 淋巴结结核

    C. 胃癌淋巴结转移   D. 左肺癌淋巴结转移

    E. 左乳腺癌淋巴结转移

30. 黄疸早期出现的部位是

    A. 结膜   B. 耳郭   C. 口唇

    D. 鼻尖   E. 软腭黏膜

31. 蜘蛛痣最常见的部位是

    A. 下胸部　　　　　　　B. 颈面部　　　　　　　C. 腰部

    D. 四肢　　　　　　　　E. 背部

32. 下列符合单纯性淋巴结炎肿大的淋巴结的特点是

    A. 与周围组织粘连　　　　　　　B. 有橡皮样感

    C. 质地坚硬　　　　　　　　　　D. 不易推动

    E. 有触痛

33. 皮下出血直径 3~5mm 为

    A. 瘀点　　　　　　　　B. 紫癜　　　　　　　　C. 瘀斑

    D. 血肿　　　　　　　　E. 出血点

34. 触诊肿大的浅表淋巴结时,触诊的内容**不包括**

    A. 部位　　　　　　　　B. 硬度　　　　　　　　C. 数量

    D. 大小　　　　　　　　E. 病因

35. 局部皮肤发红隆起皮面,周围有发红底盘的皮疹为

    A. 斑疹　　　　　　　　B. 丘疹　　　　　　　　C. 斑丘疹

    D. 玫瑰疹　　　　　　　E. 荨麻疹

36. 发绀的常见部位**不包括**

    A. 眼眶　　　　　　　　B. 面颊　　　　　　　　C. 肢端

    D. 舌唇　　　　　　　　E. 耳郭

37. 过多食用含有胡萝卜素的食物可使皮肤黄染,但一般**不发生**于

    A. 足底　　　　　　　　　　　　B. 前额

    C. 手掌　　　　　　　　　　　　D. 鼻部和双颊部

    E. 巩膜和口腔黏膜

38. 结核病可有

    A. 冷汗　　　　　　　　B. 盗汗　　　　　　　　C. 多汗

    D. 无汗　　　　　　　　E. 少汗

39. 全身皮肤和毛发色素脱失,头发可呈金黄色、浅黄色或白色,最可能是

    A. 白斑　　　　　　　　　　　　B. 白癜风

    C. 白化病　　　　　　　　　　　D. 慢性肝炎

    E. 慢性肾上腺皮质功能减退

40. 皮肤发红是由于毛细血管扩张充血、血流加速、血量增加以及红细胞量增多
所致,下列可出现皮肤发红的是

A. 惊恐   B. 虚脱   C. 休克

D. 一氧化碳中毒   E. 主动脉瓣关闭不全

41. 关于蜘蛛痣，下列说法中**不正确**的是

A. 常见于急性肝炎或肝硬化

B. 健康的妇女妊娠时也可出现

C. 常见于面部、颈、胸、背、上肢

D. 是小动脉末端分支性扩张形成的血管痣

E. 某些人身上出现几个蜘蛛痣一定有临床意义

42. 关于色素沉着，下列说法**不正确**的是

A. 可见于妇女妊娠期

B. 色素的沉着均为病理性

C. 身体的外露部分色素沉着比较多

D. 老年人全身和面部可发生散在的色素斑

E. 是原发性肾上腺皮质功能减退的特征性表现

43. 皮肤黏膜红色斑点，压之不褪色，称为

A. 斑疹   B. 紫癜   C. 蜘蛛痣

D. 斑丘疹   E. 小红疹

44. 口唇苍白常见于

A. 贫血   B. 感冒

C. 呼吸衰竭   D. 维生素 B_2 缺乏

E. 血管神经性水肿

45. 心肺功能不全时可出现

A. 皮肤发绀   B. 角巩膜缘黄染

C. 皮肤持久性发红   D. 皮肤短暂性苍白

E. 手掌、足底皮肤发黄

46. 某 2 岁患儿，前额左右突出，头顶平坦呈方形，出汗多。该患儿最可能是

A. 佝偻病   B. 脑积水   C. 头颅畸形

D. 智力发育障碍   E. Apert 综合征

47. 双侧上眼睑下垂见于

A. 蛛网膜下腔出血   B. 白喉

C. 脑脓肿   D. 重症肌无力

E. 单侧动眼神经麻痹

48. 有机磷杀虫药中毒病人的瞳孔变化为

    A. 正常   B. 扩大   C. 缩小

    D. 时大时小   E. 双侧大小不等

49. 对舌面和舌质描述**不正确**的是

    A. 光滑舌见于长期应用广谱抗生素

    B. 牛肉舌见于烟酸缺乏

    C. 地图舌见于维生素 B_2 缺乏

    D. 黑毛舌见于久病衰弱者

    E. 草莓舌见于猩红热

50. 病人,女性,18 岁。口唇黏膜与皮肤交界处发生的成簇的小水疱,半透明,初发时有痒感或刺激感,疼痛,1 周左右结棕色痂,愈后不留瘢痕。引起这种口唇疱疹的原因是

    A. 多为单纯疱疹病毒感染   B. 维生素 B_2 缺乏

    C. 维生素 C 缺乏   D. 维生素 B_1 缺乏

    E. 多为血管神经性水肿

51. 下列关于瞳孔的叙述,**错误**的是

    A. 正常的瞳孔双侧等圆等大

    B. 青光眼或眼内肿瘤时,瞳孔可呈椭圆形

    C. 虹膜粘连时形状可不规则

    D. 老年人瞳孔较小

    E. 直径为 2~5mm

52. 颈静脉怒张见于

    A. 右心功能不全   B. 主动脉瓣关闭不全

    C. 贫血   D. 甲状腺功能亢进症

    E. 高血压

53. 肿大的甲状腺上触到震颤并听到连续的血管杂音见于

    A. 甲状腺功能亢进症   B. 单纯甲状腺肿

    C. 甲状腺炎   D. 甲状腺腺瘤

    E. 甲状腺癌

54. 气管向健侧移位见于

    A. 大量胸腔积液   B. 肺实变   C. 肺气肿

    D. 肺不张   E. 广泛胸腔粘连

55. 有关气管评估，下列**错误**的是
    A. 病人应取坐位或仰卧位
    B. 右手示指、环指分别置于两侧胸锁关节上
    C. 胸腔积液时气管移向患侧
    D. 胸膜增厚时气管移向患侧
    E. 中指置于气管与两侧胸锁乳突肌之间的间隙

56. 关于胸骨角的描述，下列正确的是
    A. 位于胸骨柄的上方   B. 与剑突相连
    C. 与第2肋软骨连接   D. 与第1肋软骨连接
    E. 相当于背部第3胸椎水平处

57. 在胸壁上**不易**触及的肋骨是
    A. 第10肋   B. 第1肋   C. 第6肋
    D. 第7肋   E. 第12肋

58. 正常成年人胸廓前后径与左右径之比为
    A. 1:2   B. 3:2   C. 1:1
    D. 1:1.5   E. 3:2

59. 病人，女，处于哺乳期，一侧乳房胀痛数天，体温38.1℃，患侧乳房红肿，可触及硬结包块，有压痛，该妇女最可能的诊断为
    A. 急性乳腺炎   B. 乳腺增生   C. 乳腺纤维瘤
    D. 乳腺癌   E. 乳腺乳头状瘤

60. 病人，女，53岁。近日左侧乳头溢出血性分泌物，检查发现左侧乳房皮肤呈橘皮样改变，乳头内陷，患侧乳房无压痛，考虑该女性可能为
    A. 急性乳腺炎   B. 乳腺增生
    C. 乳腺纤维腺瘤   D. 乳腺癌
    E. 乳腺囊肿

61. 乳腺癌最常见的淋巴结转移部位为
    A. 颈部   B. 锁骨上   C. 腋窝
    D. 锁骨下   E. 耳后

62. 胸式呼吸减弱见于
    A. 肝脾明显肿大   B. 腹腔巨大肿瘤
    C. 大量腹水   D. 晚期妊娠
    E. 胸膜炎

63. 一侧胸廓扩张度降低见于
    A. 代谢性酸中毒　　　　　　B. 发热
    C. 同侧大量胸腔积液　　　　D. 双侧胸膜增厚
    E. 双侧胸腔积气

64. 可导致语音震颤减弱的疾病,以下**除外**
    A. 阻塞性肺不张　　　B. 肺组织实变　　　C. 大量胸腔积液
    D. 气胸　　　　　　　E. 肺气肿

65. 肺部正常叩诊音为
    A. 鼓音　　　　　　　B. 实音　　　　　　C. 清音
    D. 过清音　　　　　　E. 浊音

66. 正常成人右锁骨中线第 5 肋间叩诊音为
    A. 鼓音　　　　　　　B. 实音　　　　　　C. 清音
    D. 过清音　　　　　　E. 浊音

67. 肺气肿病人肺部叩诊音为
    A. 鼓音　　　　　　　B. 实音　　　　　　C. 清音
    D. 过清音　　　　　　E. 浊音

68. 肺泡呼吸音听诊较强的部位为
    A. 胸骨上窝　　　　　B. 乳房下部　　　　C. 肩胛间区
    D. 前胸上部　　　　　E. 腋窝处

69. 病人,男,30 岁。提重物时突感一侧胸部撕裂样痛,半小时后入院。查体:大汗淋漓,呼吸急促,气管向健侧移位,患侧胸部叩诊呈鼓音,呼吸音消失,该病人可能发生了
    A. 肺炎　　　　　　　B. 胸膜炎　　　　　C. 气胸
    D. 胸腔积液　　　　　E. 肺气肿

70. 病人,女。慢性心力衰竭 5 年,今晨突发呼吸困难,听诊发现其两肺满布湿啰音,考虑该病人出现了
    A. 肺不张　　　　　　B. 胸腔积液　　　　C. 支气管哮喘
    D. 急性肺水肿　　　　E. 支气管扩张症

71. 病人,女。诊断为慢性心力衰竭,身体评估肺部听诊闻及两肺底湿啰音,常见于
    A. 支气管扩张症　　　B. 支气管炎　　　　C. 支气管哮喘
    D. 肺炎球菌性肺炎　　E. 肺淤血

72. 病人，男，70岁。反复咳嗽、咳痰10余年,诊断为慢性支气管炎合并阻塞性肺气肿,近日因上呼吸道感染,呼吸气促1周入院,该病人可能出现的表现**不正确**的是

    A. 桶状胸   B. 双肺呼吸音明显减弱

    C. 呼吸困难   D. 两肺散在干、湿啰音

    E. 叩诊呈鼓音

73. 一侧大量胸腔积液的病人常采取的体位是

    A. 被动体位   B. 健侧卧位   C. 仰卧位

    D. 患侧卧位   E. 自主体位

74. 肺部听诊湿啰音的特点正确的是

    A. 部位恒定,性质不易变,咳嗽后可无

    B. 持续时间长

    C. 瞬间数量可明显增长

    D. 似哨笛音

    E. 呼气末明显

75. 湿啰音的听诊特点**不正确**的是

    A. 断续而短暂,常连续多个出现   B. 部位较恒定、性质不易变

    C. 咳嗽后可减轻或消失   D. 以呼气末较明显

    E. 大、中、小水泡音可同时存在

76. 提示器质性心脏病可靠的体征是

    A. 心脏杂音   B. 心动过速   C. 心前区震颤

    D. 心音增强   E. 心律不齐

77. 胸骨左缘第3、4肋间可触及收缩期震颤见于

    A. 房间隔缺损   B. 室间隔缺损   C. 主动脉瓣狭窄

    D. 肺动脉瓣狭窄   E. 二尖瓣狭窄

78. 心前区触到心包摩擦感则提示

    A. 大量心包积液   B. 心脏增大

    C. 瓣膜关闭不全   D. 心包炎

    E. 瓣膜狭窄

79. 诊断左心室衰竭最有价值的体征为

    A. 心界向左下扩大   B. 第三心音

    C. 交替脉   D. 抬举性心尖搏动

    E. 二尖瓣反流性杂音

80. 抬举性心尖搏动提示

    A. 左心房肥大　　　　　　　　B. 左心室肥大

    C. 右心室肥大　　　　　　　　D. 左、右心室扩大

    E. 左心房增大伴肺动脉扩张

81. 正常成人心率范围为

    A. 60～100次/min　　　　　　B. 70～100次/min

    C. 70～90次/min　　　　　　 D. ＜100次/min

    E. ＞60次/min

82. 关于心脏瓣膜听诊区的位置,下列正确的是

    A. 三尖瓣区位于胸骨体下端右缘

    B. 主动脉瓣区位于胸骨左缘第2肋间

    C. 二尖瓣区位于心尖部

    D. 主动脉瓣第二听诊区位于胸骨右缘第3～4肋间

    E. 肺动脉瓣区位于胸骨右缘第2肋间

83. 下列疾病中,可出现第一心音增强的是

    A. 二尖瓣关闭不全　　　　　　B. 二尖瓣狭窄

    C. 心肌炎　　　　　　　　　　D. 主动脉瓣关闭不全

    E. 心肌梗死

84. 关于舒张早期奔马律的特点**不正确**的是

    A. 病理性的 S_3 出现在 S_2 之后　　B. 在心率减慢时出现

    C. 犹如马蹄奔跑的声音　　　　D. 是心肌严重损害的重要体征

    E. 常见于急性心肌梗死

85. 有关心脏杂音的描述,**不正确**的是

    A. 病变不同,杂音性质亦不同

    B. 病变部位最响

    C. 杂音响度与病变程度相平行

    D. 杂音传导越远响度越弱

    E. 根据杂音出现的时期不同,分为收缩期、舒张期、连续性和双期杂音

86. 心脏浊音界呈三角烧瓶形提示

    A. 心肌炎　　　　　　　　　　B. 肺源性心脏病

    C. 高血压心脏病　　　　　　　D. 心肌病

    E. 心包积液

87. 二尖瓣狭窄最具特征性的体征是

    A. 梨形心   B. 肺动脉瓣第二心音亢进

    C. 心尖区第一心音拍击样亢进   D. 心尖部舒张期隆隆样杂音

    E. 左心房肥大

88. 心包摩擦感与胸膜摩擦感的鉴别要点为

    A. 有无心脏病史   B. 有无肺脏疾病史

    C. 变动体位摩擦感是否消失   D. 咳嗽后摩擦感是否消失

    E. 屏气时摩擦感是否消失

89. 关于心房颤动的特点,**不正确**的是

    A. 心律绝对不规则

    B. 有提前出现的心跳,其后有较长间歇

    C. 心率快慢不一

    D. 第一心音强弱不等

    E. 脉率小于心率

90. 关于心脏震颤,下列描述**错误**的是

    A. 有震颤一定能听到杂音,反之亦然

    B. 其产生机制与心脏杂音相似

    C. 触到震颤提示有器质性心脏病

    D. 在一定的条件下,杂音越响,震颤越强

    E. 常见于某些先天性心脏病及心脏瓣膜狭窄

91. 闻及开瓣音常提示

    A. 二尖瓣狭窄伴二尖瓣关闭不全

    B. 二尖瓣狭窄伴主动脉瓣关闭不全

    C. 二尖瓣严重狭窄,瓣膜钙化

    D. 二尖瓣狭窄伴左心衰竭

    E. 二尖瓣轻、中度狭窄,瓣膜弹性和活动性较好

92. 主动脉瓣听诊区闻及收缩期喷射样杂音常提示疾病为

    A. 动脉导管未闭   B. 主动脉瓣狭窄

    C. 房间隔缺损   D. 室间隔缺损

    E. 主动脉瓣关闭不全

93. 病人,男,55岁,夜间阵发性呼吸困难6个月。查体:口唇轻度发绀,心尖区可触及舒张期震颤,叩诊心脏呈梨形,心尖区尚可闻及低调、隆隆样舒张中晚期杂

音,提示该病人

    A. 二尖瓣狭窄　　　　　　　　　B. 二尖瓣关闭不全

    C. 主动脉瓣狭窄　　　　　　　　D. 主动脉瓣关闭不全

    E. 心包积液

94. 病人,女,50岁。心悸、头部搏动感2个月。查体:心尖搏动向左下移位,呈抬举性搏动,可触及水冲脉,心界叩诊呈靴形心,主动脉瓣第二听诊区闻及叹气样舒张期杂音提示疾病为

    A. 二尖瓣关闭不全　　　　　　　B. 二尖瓣狭窄

    C. 主动脉瓣狭窄　　　　　　　　D. 心包积液

    E. 主动脉瓣关闭不全

95. 周围血管征阳性可见于

    A. 二尖瓣关闭不全　　　　　　　B. 二尖瓣狭窄

    C. 主动脉瓣狭窄　　　　　　　　D. 主动脉瓣关闭不全

    E. 三尖瓣关闭不全

96. 下列腹部的各种检查方法中,最重要的方法是

    A. 视诊　　　　　　B. 叩诊　　　　　　C. 触诊

    D. 听诊　　　　　　E. 嗅诊

97. 仰卧位时腹部呈蛙状腹见于

    A. 巨大腹部肿块　　　B. 妊娠晚期　　　　C. 胃肠胀气

    D. 卵巢囊肿　　　　　E. 大量腹水

98. 触及肝脏时对其质地判断正确的是

    A. 正常肝脏质韧如触鼻尖

    B. 急性肝炎与脂肪肝时质软,如触口唇

    C. 触及肝脏如触鼻尖为质硬

    D. 质硬常见于肝癌、肝硬化

    E. 慢性肝炎与肝淤血时质硬

99. 触诊腹部出现反跳痛表示炎症已

    A. 波及大网膜　　　　　　　　　B. 累及脏腹膜

    C. 累及壁腹膜　　　　　　　　　D. 波及邻近脏器

    E. 并发穿孔

100. 急性弥漫性腹膜炎病人表情痛苦,为减轻腹痛常采取的体位为

    A. 俯卧位,两下肢伸直　　　　　B. 侧卧位

C. 仰卧位,两下肢伸直　　　　　D. 头高脚低位

E. 仰卧位,两下肢屈曲

101. 病人,男,60岁。有胃溃疡病史6年,近一段时间来出现腹胀、恶心、呕吐,呕吐酸腐食物,清晨空腹及餐后6~8h存在清晰的振水音,提示出现

A. 急性胃炎　　　　　B. 出血　　　　　C. 癌变

D. 幽门梗阻　　　　　E. 穿孔

102. 病人,男,55岁,进行性贫血一年半,体检:左肋下缘触及包块,位置较深,边缘钝圆,并且无切迹,随呼吸上下移动,质地不硬,应考虑为

A. 肿大的脾脏　　　　　B. 增大的左肾

C. 结肠左曲肿瘤　　　　　D. 胰尾部囊肿

E. 肿大的肝左叶

103. 关于上腔静脉梗阻时腹壁浅静脉的血流分布和方向,下列正确的是

A. 脐水平以上的腹壁静脉血流方向向上,脐水平以下向下

B. 脐水平以下及脐水平以上的腹壁静脉血流方向均向上

C. 脐水平以上的上腹壁及胸壁浅静脉、脐水平以下的血流方向均转向下方

D. 脐水平以上的腹壁静脉自下向上经胸壁静脉和腋静脉而进入上腔静脉

E. 血流经脐静脉孔而入腹壁浅静脉流向四方

104. 病人,男,38岁。昨晚进食油腻食物1h后出现右上腹痛,向右肩部放射,呕吐2次,其腹部检查压痛点可能出现在

A. 溃疡压痛点　　　　　B. 肋脊点

C. 季肋点　　　　　D. 上输尿管点

E. 胆囊压痛点

105. 急性阑尾炎最重要的腹部体征是

A. 加压左下腹部突然松手引起右下腹痛

B. 转移性右下腹痛

C. 腰大肌征阳性

D. 直肠指诊有局部触痛

E. 麦克伯尼点压痛、反跳痛

106. 肝硬化晚期病人,腹部膨隆,对其进行腹部叩诊时,移动性浊音阳性,提示该病人腹腔内游离腹水量至少达

A. 300ml　　　　　B. 500ml　　　　　C. 800ml

D. 1 000ml　　　　　E. 1 500ml

107. 病人，男，28岁，腹部剧烈阵发性绞痛2h，伴呕吐，腹部检查发现肠鸣音14次/min，伴金属音。最可能的诊断是

    A. 急性肠炎   B. 急性胃肠出血

    C. 急性腹膜炎   D. 机械性肠梗阻

    E. 麻痹性肠梗阻

108. 评估直肠脱垂情况时，常采用的体位是

    A. 左侧卧位   B. 膝胸位   C. 仰卧位

    D. 截石位   E. 蹲位

109. 评估肛门、直肠病变时，发现肛管下段有深达皮肤全层的纵行及梭形裂口，判断为

    A. 内痔   B. 外痔   C. 肛瘘

    D. 肛裂   E. 脱肛

110. 触诊直肠时触及柔软、光滑而有弹性的包块，提示

    A. 肛裂   B. 肛门周围脓肿   C. 直肠息肉

    D. 直肠癌   E. 黏膜破损

111. 脊柱的生理性弯曲中，向前凸的是

    A. 胸段和骶段   B. 颈段和腰段   C. 骶段和尾段

    D. 颈段和胸段   E. 胸段和腰段

112. 脊柱后凸的病因**不包括**

    A. 佝偻病   B. 大量腹水

    C. 脊柱结核   D. 脊柱退行性病变

    E. 强直性脊柱炎

113. 评估脊柱活动度**不包括**脊柱的

    A. 前屈   B. 压痛   C. 后伸

    D. 侧弯   E. 旋转

114. 关于脊柱的活动度描述正确的是

    A. 颈椎侧弯60°   B. 胸椎前屈45°

    C. 胸椎后伸20°   D. 腰椎后伸20°

    E. 腰椎前屈45°

115. 评估脊柱压痛时发现脊柱两旁肌肉压痛，提示

    A. 脊椎结核   B. 脊椎外伤   C. 脊椎骨折

    D. 椎间盘脱出   E. 腰背肌劳损

116. 腕下垂见于
    A. 尺神经损伤　　　B. 类风湿关节炎　　　C. 桡神经损伤
    D. 风湿性关节炎　　E. 风湿热

117. 猿手畸形见于
    A. 正中神经损伤　　B. 尺神经损伤　　　　C. 桡神经损伤
    D. 风湿性关节炎　　E. 类风湿关节炎

118. 梭形关节见于
    A. 进行性肌萎缩　　B. 尺神经损伤　　　　C. 风湿性关节炎
    D. 类风湿关节炎　　E. 高原疾病

119. 缺铁性贫血病人四肢评估时的异常表现有
    A. 腕下垂　　　　　B. 杵状指　　　　　　C. 匙状甲
    D. 猿手畸形　　　　E. 梭形关节

120. 风湿性关节炎病人,膝关节红、肿、热、痛,运动障碍,其中提示膝关节腔内积液的是
    A. 膝内翻　　　　　B. 足内翻　　　　　　C. 膝外翻
    D. 足外翻　　　　　E. 浮髌试验阳性

121. 佝偻病病人常见的体征为
    A. 梭形关节　　　　B. 膝内、外翻　　　　C. 肢端肥大症
    D. 足内、外翻　　　E. 浮髌试验阳性

122. 足内、外翻见于
    A. 高原疾病　　　　　　　　B. 脊髓灰质炎后遗症
    C. 关节结核　　　　　　　　D. 偏瘫
    E. 跟腱挛缩

123. 属于深感觉评估项目的是
    A. 位置觉　　　　　B. 温度觉　　　　　　C. 痛觉
    D. 皮肤定位觉　　　E. 两点辨别觉

124. 复合感觉评估项目**不包括**
    A. 体表图形觉　　　B. 实体觉　　　　　　C. 皮肤定位觉
    D. 两点辨别觉　　　E. 振动觉

125. 评估病人肌力为2级,其表现为
    A. 能做部分抗阻力的运动
    B. 完全瘫痪,肌力完全丧失

C. 肢体能在床上水平移动,但不能抬离床面

D. 仅见肌肉轻微收缩,但无肢体运动

E. 肢体能抬离床面,但不能对抗外加的阻力

126. **不属于**深反射的是

A. 肱三头肌反射   B. 肱二头肌反射   C. 腹壁反射

D. 跟腱反射   E. 膝反射

127. 直接角膜反射和间接角膜反射均消失提示受损的是

A. 滑车神经   B. 三叉神经   C. 动眼神经

D. 迷走神经   E. 面神经

128. **不会**出现腹壁反射减弱或消失的是

A. 昏迷病人   B. 经产妇   C. 急腹症

D. 婴幼儿   E. 肥胖者

129. 一侧提睾反射减弱或消失见于

A. 锥体束损害   B. 腰髓1~2节损伤   C. 腰髓2~4节损伤

D. 颈髓7~8节损伤   E. 骶髓1~2节损伤

130. 跖反射消失其病变在

A. 腰髓1~2节   B. 颈髓5~6节   C. 腰髓2~4节

D. 颈髓7~8节   E. 骶髓1~2节

131. 属于浅反射的是

A. 桡骨膜反射   B. 肱三头肌反射   C. 角膜反射

D. 跟腱反射   E. 膝反射

132. 膝反射的反射中枢为

A. 腰髓1~2节   B. 颈髓5~6节   C. 腰髓2~4节

D. 颈髓6~7节   E. 骶髓1~2节

133. 病理反射阳性提示

A. 下运动神经元损害   B. 末梢神经损害

C. 前庭功能损害   D. 锥体束损害

E. 锥体外系损害

134. 下列有关病理反射的描述**不正确**的是

A. 病理反射出现阳性提示锥体束受损

B. 下肢病理反射的阳性反应为蹈趾背伸,余趾呈扇形展开

C. 任何人出现这种反射都属于病理性的

D. 下肢病理反射临床意义相同

E. 巴宾斯基征是最常见的病理反射

135. 最典型的病理反射是

A. 奥本海姆征　　　　　B. 巴宾斯基征　　　　　C. 克尼格征

D. 查多克征　　　　　　E. 布鲁津斯基征

136. 巴宾斯基征阳性的典型表现是

A. 蹰趾背屈，余四趾扇形展开　　　B. 脚趾均背屈

C. 脚趾均跖屈　　　　　　　　　　D. 下肢迅速回收

E. 脚趾均不动

137. 属于脑膜刺激征的是

A. 奥本海姆征　　　　　B. 巴宾斯基征　　　　　C. 布鲁津斯基征

D. 查多克征　　　　　　E. 戈登征

138. 让被评估者仰卧，一侧髋、膝关节屈曲成直角，然后伸其膝关节，表现为伸膝受限，并有疼痛和屈肌痉挛，此征为

A. 颈强直　　　　　　　B. 克尼格征　　　　　　C. 巴宾斯基征

D. 布鲁津斯基征　　　　E. 查多克征

（二）名词解释

1. 身体评估

2. 视诊

3. 满月面容

4. 角弓反张位

5. 慌张步态

6. 体型

7. 荨麻疹

8. 蜘蛛痣

9. 小颅畸形

10. 科氏斑

11. 镜面舌

12. 颈静脉怒张

13. 胸骨角

14. 扁平胸

15. 桶状胸

16. 语音震颤

17. 抬举性心尖搏动

18. 心脏震颤

19. 舒张早期奔马律

20. 腹膜刺激征

21. 墨菲征

22. 舟状腹

23. 振水音

24. 板状腹

25. 肠鸣音亢进

26. 胃肠型与蠕动波

27. 移动性浊音

28. 压痛与反跳痛

29. 肛裂

30. 痔

31. 爪形手

32. 杵状指

33. 不随意运动

34. 共济运动

35. 浅反射

36. 深反射

37. 病理反射

38. 脑膜刺激征

（三）简答题

1. 请简述身体评估的注意事项。

2. 请简述触诊的注意事项。

3. 请简述成人发育正常的指标。

4. 病人，男，58岁。因"咳嗽、咳痰半年"，以"肺癌晚期"收入院。责任护士已经通过问诊详细了解其健康史，现对其进行全身状态评估。请问该病人可能的营养状态及评估措施是什么？

5. 请简述临床常见皮疹的评估要点及临床意义。

6. 请简述局限性淋巴结肿大的常见病因及特点。

7. 请简述水肿的定义及分类方法。

8. 请简述浅表淋巴结的评估顺序。

9. 请简述扁桃体肿大的临床分度及临床意义。

10. 请简述甲状腺肿大的临床分度。

11. 请简述气管移位的临床意义。

12. 请简述干啰音的听诊特点及临床意义。

13. 请简述湿啰音的听诊特点及临床意义。

14. 请简述心脏瓣膜听诊区的位置及听诊顺序。

15. 请简述心脏听诊第一心音和第二心音的区别。

16. 请简述触及肝脏时的检查内容。

17. 请简述阑尾压痛点及胆囊压痛点的位置。

18. 肛门直肠评估时常用的体位有哪些？

19. 脊柱弯曲度的常见异常改变有哪些？

20. 请简述肌力的分级。

21. 病理反射及脑膜刺激征分别包括哪些？

（胡晓迎　范梁伟　崔　宏　计亚萍）

第五章 | 心理社会评估

【学习目标】

1. 具有良好的伦理道德，具备尊重、关爱、保护被评估者隐私的职业态度。
2. 掌握心理社会评估的方法。
3. 熟悉心理社会评估的内容。
4. 了解心理社会评估的目的。
5. 学会对被评估者进行初步的心理社会评估。

第一节　心理社会评估方法

一、评估目的

作为健康评估的一个重要部分，心理社会评估的主要目的是评估病人在疾病发展过程中的心理活动，以了解病人在自我概念、认知水平、情绪与情感等方面现存的或潜在的健康问题，以及病人的压力源、压力反应与应对方式，以制订有针对性的护理计划。

二、评估方法

心理社会评估常用方法包括会谈法、观察法、心理测量法和医学检测法。

（一）会谈法

会谈法是评估者与被评估者之间以面对面的交谈方式进行评估，是心理社会评估中常用的方法之一。会谈法分为正式交谈和非正式交谈，前者是指事先通知对方，按照问题提纲有目的、有计划、有步骤地交谈，后者是完全开放式的自然交谈。

（二）观察法

通过直接的（感官）或间接的（摄录像设备等）方式对被评估者的行为进行有目的、有计划的观察和记录，根据观察结果进行评估，是常用的、直接的心理社会评估方法之一。观察法可以分为自然观察和控制观察。

1. 自然观察　指在自然、不加控制的情景中观察和记录，临床护理实践中应用比较多。

2. 控制观察　观察者对所观察的事件进行某种程度有目的的控制和设计，将个体置于结构化的情景中（如角色扮演、情景检测等），以观察某种特征的行为或反应，多用于精神、心理专业人员进行临床专业评估或临床心理学研究。

（三）心理测量法

依据心理学的原理和技术，利用心理测量工具（如标准化测验或量表），对个体的外显行为进行观察或评定。按测量工具的不同，可以分为心理测验法和评定量表法。

（四）医学检测法

医学检测法包括对病人进行的体格检查及各类实验室检查，如测量体温、脉搏、呼吸、血压，测定血肾上腺皮质激素浓度等。检测结果可为心理评估提供客观资料，可作为心理主观资料的补充，并对资料的真实性和准确性起到验证和支撑作用。

第二节　心理评估的内容

一、自我概念评估

自我概念又称为自我意识或自我认知，是人们通过对自己内在、外在特征以及他人对自己的反应感知和体验而形成的自我认识与评价，是个体在心理和社会环境相互作用的过程中形成的动态的、评价性的"自我肖像"。

（一）自我概念的组成

1. 身体意象　身体意象简称为体象，指个体对自己身体外形和功能的认识与评价。

2. 社会认同　社会认同指个体对于自身的社会人口特征的认识与感受。

3. 自我认同　自我认同指个体对于自身智力、能力、性格、道德水准等的认识与判断。

4. 自尊　自尊指个体尊重自己、维护自己的尊严与人格，不容其他人歧视、侮辱的一种心理意识和情感体验。

（二）自我概念评估的方法

1. 交谈法　对体象、社会认同、自我认同与自尊、自我概念现存或潜在的威胁，对自身健康的理解和反应等方面进行的交谈。

2. 观察法　评估者可通过观察收集被评估者外形、非语言行为以及与他人互动关系等自我概念的客观资料。

3. 画像测试　画像测试又称为透射法，通过让病人画出自画像并对其解释，从中了解病人对自身体象改变的内心体验。多用于不能很好表述自己的儿童。

4. 评定量表测评　目前针对不同人群构建了不同类型的量表。

二、认知评估

认知是人们推测和判断客观事物的心理过程，是在过去的经验和对有关线索进行分析的基础上形成的对信息的理解、分类、归纳演绎及计算。认知评估包括记忆力评估、注意力评估、思维能力评估、语言能力评估、定向力评估。

三、情绪与情感评估

（一）情绪与情感的定义

情绪与情感是个体对客观事物是否满足自身需要的内心体验与反映。人的身心健康和各种心理活动都是在一定的情绪与情感的调节和控制下进行的。

（二）常见异常情绪

1. 焦虑　是人们对即将来临的危险或发生重要事件产生的一种紧张不安的情绪体验。

2. 抑郁　是个人失去某种他重视、追求的东西时产生的一种消极、低沉的情绪。

（三）评估方法与内容

1. 会谈法　可通过提问的方式进行评估。

2. 观察与医学测量法　评估者可通过观察病人的面部表情、肢体语言和言语等来了解其情绪特征。

3. 量表评定法　是较为客观的评估方法。

四、应激评估

（一）应激源、应对方式与应激反应

1. 应激源　凡能引起机体产生应激反应的各种刺激因素均可视为应激源。

2. 应对方式　是指个体对应激源及因应激源而出现的自身不平衡状态所采取的认知和行为措施。

3. 应激反应　指个体因应激源所致的各种生理、心理、行为等方面的变化。

（二）应激评估方法

1. 会谈法　是应激评估的主要方法之一。

2. 量表评定　针对应激过程中的不同要素选用相应的评定量表进行测评。

3. 观察与医学检测　主要是观察和检测有无应激所致的生理功能变化，认知与行为异常等。

第三节　社会评估的内容

一、角色评估

角色评估是个人在特定的社会环境中有着相应的社会身份和社会地位，并按照一定的社会期望，运用一定权力来履行相应社会职责的行为。

（一）病人角色

当一个人患病后，并无选择地进入了病人角色，其原来的社会角色部分或者全部被病人角色所替代，以病人的行为来表现自己。一个人在承担病人角色的过程中，常出现以下角色适应不良。

1. 病人角色冲突　指个体在适应病人角色过程中，与其常态下的各种角色发生心理冲突和行为矛盾。

2. 病人角色缺如　指个体患病后没有进入病人角色，不承认自己生病或者对病人角色感到厌倦，对病人角色不接纳和否认，以致其不能很好地配合治疗和护理。

3. 病人角色强化　指个体已恢复健康需要由病人角色向日常角色转化时，仍然沉溺于病人角色，对自我能力怀疑，对常态下承担的角色感到恐惧。

4. 病人角色行为异常　病人可能因为对疾病认识不足或因病痛的折磨感到悲观失望，而出现较为严重的抑郁、恐惧，甚至产生轻生念头和自杀行为。

（二）病人角色的评估方法

1. 交谈法　重点了解病人在家庭、工作和社会生活中所承担的角色，对所承担角色的感知和满意度，以及有无角色适应不良。

2. 观察法　观察有无角色适应不良的身心行为反应。

评估病人角色适应时,应考虑到年龄、性别、个性、文化背景、家庭背景、经济状况等因素。

二、文化评估

(一)文化的概念

文化是特定人群为适应社会环境和物质环境而形成的共有的行为和价值模式,是一个社会及其成员所特有的物质和精神财富的总和。

(二)文化的评估方法

1. 交谈法　重在了解病人价值观、健康信念以及生活习俗。

2. 观察法　可通过观察病人的外表、服饰,有无宗教信仰活动及其宗教信仰的改变,来了解其宗教信仰。

三、家庭评估

(一)家庭评估的内容

1. 家庭结构　包括家庭人口结构、权利结构、角色结构、沟通过程和价值观。

2. 家庭生活周期　是指家庭经历从结婚、生产、养育儿女到老年各个阶段连续的过程。

3. 家庭功能　家庭的主要功能是情感、生殖、经济、教育及健康照顾等。

4. 家庭危机　指当家庭压力超过家庭资源,导致家庭功能失衡的状态。

(二)家庭评估的方法

1. 交谈法　通过交谈重点了解个体的家庭类型、生活周期、家庭结构等。

2. 观察法　主要观察家庭沟通过程、父母的角色行为及有无家庭虐待等。

3. 量表评定　采用评定量表对评估者的家庭功能状况及其从家庭中可以获得的支持情况进行测评,常用的有家庭支持量表、家庭功能量表等。

四、环境评估

环境是人类生存发展的物质基础,环境与人类健康密切相关。根据性质不同,环境可分为自然环境(又称为物理环境)和社会环境。

(一)环境对健康的影响

1. 物理环境　人在物理环境中摄取其中有益于身体健康的物质来维持生命活动,同时环境中也存在着危害人体健康的物质。

2. 社会环境　积极的社会环境将促进人的健康,消极的社会环境除了可以直接对人造成伤害外,更多的情况下通过一些中介因素导致疾病。

(二)环境评估方法

1. 会谈法　通过访谈了解是否存在影响健康的物理环境和社会环境因素。

2. 实地考察　考察社会大环境如工业排放、农药化肥、食品化学添加剂等危害健康的因素。同时考察个体所处的工作、家庭和医院环境是否存在健康威胁。

【练习题】

(一)单项选择题

1. 人类最初级的心理过程是

　　A. 思维　　　　　　　　B. 记忆　　　　　　　　C. 知觉

　　D. 感觉　　　　　　　　E. 注意

2. 人体处于紧急状态下,不出现应激征象,一段时间以后,出现心悸、夜惊、记忆损害等表现,属于应激反应的

　　A. 心理性　　　　　　　B. 情绪性　　　　　　　C. 行为性

　　D. 综合性　　　　　　　E. 反应性

3. 下列**不是**基本的情绪情感的是

　　A. 喜悦　　　　　　　　B. 愤怒　　　　　　　　C. 骄傲

　　D. 悲哀　　　　　　　　E. 恐惧

4. 个性特征**不应**包括

　　A. 整体性　　　　　　　B. 稳定性　　　　　　　C. 独特性

　　D. 倾向性　　　　　　　E. 临时性

5. 疾病已经治愈,但病人却因害怕不能胜任以前的工作而不愿出院,属于

　　A. 病人角色强化　　　　　　　　B. 病人角色减退

　　C. 病人角色假冒　　　　　　　　D. 病人角色缺乏

　　E. 病人角色冲突

6. 心理评估最常用的方法是

　　A. 调查法　　　　　　　B. 观察法　　　　　　　C. 心理测验法

　　D. 医学检验法　　　　　E. 交谈法

7. 个体对自己的性别、职业、社会地位、名誉的认识与估计是指个体的

　　A. 自我认同　　　　　　B. 社会认同　　　　　　C. 自我形象

　　D. 自尊　　　　　　　　E. 体象

8. 儿童早期的知识、技能的获得，多半由潜移默化得来，这是
   A. 有意记忆   B. 无意记忆
   C. 机械记忆   D. 抽象记忆
   E. 瞬间记忆
9. 判断心理健康水平的重要标志是
   A. 耐受力与适应能力   B. 控制力与康复力
   C. 耐受力与控制力   D. 适应能力与康复力
   E. 控制力与适应力
10. 临终病人变得安宁和理智，不再恐惧或焦虑的阶段是
    A. 愤怒期   B. 接受期   C. 妥协期
    D. 否认期   E. 抑郁期

（二）名词解释

1. 认知
2. 抑郁
3. 感觉

（三）简答题

1. 病人的心理特征包含哪些？
2. 应激反应包括哪些反应？
3. 自我概念由哪些组成？

（郭　丹）

第六章 | 常用实验检测

【学习目标】

1. 具有关爱病人的意识和无菌操作的观念。
2. 掌握各项实验室检测的标本采集方法。
3. 熟悉各项实验室检测结果的临床意义。
4. 了解各项实验室检测的参考值。
5. 学会各项实验室检测标本的采集方法和正确分析实验室检测结果。

【学习重点与难点】

　　本章学习重点是血液检测、尿液检测、粪便检测、肝功能检测、肾功能检测、浆膜腔积液检测以及常用免疫学检测(病毒性肝炎标志物检测、肿瘤标志物检测)。学习难点是标本采集前对被评估者的解释和指导正确地采集标本、及时处理和送检标本。

第一节　血　液　检　测

　　血液中各成分数量及质量的变化可反映人体的某些特殊的生理情况或疾病状态。血液检测是诊断血液系统疾病的主要依据,对于其他系统疾病的诊断也有很大帮助。

一、血液标本采集

1. 血液标本的类型　全血、血浆、血清。
2. 采血部位　毛细血管采血、静脉采血、动脉采血。
3. 采血时间　空腹采血、定时采血、急诊采血。

4. 标本采集后的处理 抗凝、及时送检微生物检测的标本。

二、血液常规检测

（一）红细胞（ red blood cell，RBC ）计数和血红蛋白（ hemoglobin，Hb ）测定

1. 参考值 见表 6-1。

表 6-1 健康人群红细胞（ RBC ）计数和血红蛋白（ Hb ）测定参考值

人群	红细胞计数	血红蛋白量
成年男性	（ 4.0~5.5 ）×10^{12}/L	120~160g/L
成年女性	（ 3.5~5.0 ）×10^{12}/L	110~150g/L
新生儿	（ 6.0~7.0 ）×10^{12}/L	170~200g/L

2. 临床意义

（1）生理性变化：影响因素包括年龄、性别、妊娠等。

（2）病理性变化

1）红细胞和血红蛋白增高：①相对性增高；②继发性增高；③原发性增高。

2）红细胞和血红蛋白减少：①缺铁性贫血和巨幼红细胞贫血；②失血性贫血；③溶血性贫血；④再生障碍性贫血。

根据血红蛋白减少的程度，可将贫血分为 4 度（表 6-2）。

表 6-2 贫血分度

分度	血红蛋白浓度 /（ g·L^{-1} ）
轻度贫血	男性：90≤Hb < 120
	女性：90≤Hb < 110
中度贫血	60≤Hb < 90
重度贫血	30≤Hb < 60
极重度贫血	Hb < 30

（二）白细胞计数（ white blood cell，WBC ）及白细胞分类计数（ differential leukocyte count ）

1. 参考值

（1）白细胞计数：成人（ 4~10 ）×10^9/L；新生儿（ 15~20 ）×10^9/L。

（2）白细胞分类计数：白细胞分类计数参考值见表 6-3。

表 6-3　白细胞分类计数参考值

项目	百分数	绝对值
中性粒细胞		
中性杆状核粒细胞	$0\sim5\%$	$(0.04\sim0.05)\times10^9/L$
中性分叶核粒细胞	$50\%\sim70\%$	$(2\sim7)\times10^9/L$
嗜酸性粒细胞	$0.5\%\sim5\%$	$(0.05\sim0.5)\times10^9/L$
嗜碱性粒细胞	$0\sim1\%$	$(0\sim0.1)\times10^9/L$
淋巴细胞	$20\%\sim40\%$	$(0.8\sim4)\times10^9/L$
单核细胞	$3\%\sim8\%$	$(0.12\sim0.8)\times10^9/L$

2. 临床意义

（1）中性粒细胞（N）

1）中性粒细胞增多

①生理性增多：见于妊娠后期、饱餐、剧烈运动、高温或严寒等，多为一过性。

②病理性增多：见于急性感染，如金黄色葡萄球菌所致感染；严重的组织损伤，如大手术后、大面积烧伤、急性心肌梗死等；急性大出血；急性溶血；急性中毒，如急性化学物质中毒等；恶性肿瘤，如慢性髓细胞性白血病等。

2）中性粒细胞减少：①感染性疾病；②某些血液系统疾病；③理化因素损伤；④其他，如脾功能亢进、自身免疫性疾病等。

3）中性粒细胞核象变化

①核左移常见于急性化脓性感染、急性中毒、急性失血及急性溶血反应。

②核右移主要见于造血功能衰退及巨幼红细胞贫血，也见于应用抗代谢药后。

（2）嗜酸性粒细胞（E）

1）嗜酸性粒细胞增多：①变态反应性疾病；②寄生虫病；③皮肤病；④血液病。

2）嗜酸性粒细胞减少：常见于伤寒、副伤寒以及长期应用肾上腺皮质激素者。

（3）嗜碱性粒细胞（B）：嗜碱性粒细胞增多见于慢性髓细胞性白血病、嗜碱性粒细胞白血病、骨髓纤维化、过敏性疾病等。

（4）淋巴细胞（L）

1）淋巴细胞增多：病理性增多见于病毒、结核分枝杆菌等感染、淋巴细胞白血病、淋巴瘤、移植排斥反应等。

2）淋巴细胞减少：主要见于烷化剂及肾上腺皮质激素治疗及放射线损伤、免疫缺陷性疾病等。

（5）单核细胞（M）：生理性增多见于婴幼儿及儿童；病理性增多见于单核细胞白血病、活动性肺结核、急性感染恢复期等。

（三）血小板计数（platelet count）

1. 参考值　血小板计数正常值为（100～300）$\times 10^9$/L。

2. 临床意义

（1）血小板减少：①血小板生成障碍；②血小板破坏过多或消耗增多；③血小板分布异常。

（2）血小板增多

1）生理性增多：常见于剧烈运动、进餐、午后、妊娠中晚期等。

2）病理性增多：①原发性增多；②反应性增多。

三、其他常用血液检测

（一）红细胞比容（hematocrit，HCT）

红细胞比容是指红细胞在血液中所占容积的比值。

1. 参考值　温氏法测得HCT正常参考值：男0.40～0.50L/L，女0.37～0.48L/L。

2. 临床意义　HCT临床意义与RBC计数相似。

（1）红细胞比容升高：见于各种原因所致的血液浓缩，如脱水、腹泻、烧伤以及真性红细胞增多症。

（2）红细胞比容降低：见于各种贫血。

（二）网织红细胞计数（reticulocyte count，RC）

网织红细胞是一种尚未成熟的过渡型细胞，其数量增减可反映骨髓造血功能的盛衰。

1. 参考值　成人网织红细胞计数为（24～84）$\times 10^9$/L，占0.5%～1.5%；新生儿网织红细胞计数为（144～288）$\times 10^9$/L，占3%～6%。

2. 临床意义　①网织红细胞计数增多提示骨髓造血功能旺盛；②网织红细胞计数减少提示骨髓造血功能低下。

（三）血块收缩试验（clot retraction test，CRT）

血块收缩的程度主要取决于血小板的数量与功能。血块收缩不良见于血小板减少或功能异常等。

（四）出血时间（bleeding time，BT）

出血时间延长见于血小板减少或功能异常，如原发性或继发性血小板减少性紫癜、血小板无力症等，也可见于血管壁异常及弥散性血管内凝血（disseminated intravascular coagulation，DIC）等。

（五）凝血时间（clotting time，CT）

凝血时间延长见于严重肝病、血友病、弥散性血管内凝血、使用肝素等抗凝药物后。CT 缩短见于高凝状态，但是敏感性差。

（六）凝血酶原时间（prothrombin time，PT）

凝血酶原时间延长见于严重肝病、维生素 K 缺乏、DIC 等。凝血酶原时间缩短见于高凝状态。

（七）红细胞沉降率（erythrocyte sedimentation rate，ESR）

红细胞沉降率简称为血沉，是指红细胞在一定条件下沉降的速率，受多种因素影响。红细胞沉降率减慢临床意义较小，红细胞沉降率增快无特异性，必须结合临床资料才能准确判断其临床意义。

1. 生理性增快　① 12 岁以下的儿童；② 60 岁以上的高龄者；③妇女月经期或妊娠 3 个月以上者。

2. 病理性增快

（1）急性细菌性炎症、结核病、风湿热等各种炎症。

（2）组织损伤及坏死，如严重创伤、大手术等，急性心肌梗死血沉增快（但心绞痛时血沉正常）。

（3）恶性肿瘤。

（4）其他疾病，如各种贫血、高胆固醇血症、慢性肾炎、系统性红斑狼疮等。

第二节　排泄物及体液检测

一、尿液检测

（一）标本采集

标本采集使用一次性专用的有盖塑料容器留取新鲜尿液。标本应在半小时之内送检。

1. 晨尿　晨尿指早晨第一次排出的尿液，适用于有形成分检测、化学成分检测和早孕检测。

2. 随机尿　病人任何时间内自然排泄的尿液，用于门诊和急诊病人的临时检验。

3. 24h 尿　要求前一天早上 8 时排尽余尿后，开始收集直至第二天早晨 8 时之内的全部尿液,要记录24h尿量,主要用于尿蛋白、尿糖等的定量检测。

4. 餐后尿 午餐后2h收集,一般用于病理性尿糖、蛋白尿检测。

5. 中段尿 用0.1%的苯扎溴铵溶液消毒外阴和尿道口,收集中段尿于清洁、无菌容器中,主要用于细菌培养和药物敏感试验。

(二)检测内容

尿液的一般检测包括一般性状检测、化学检测、显微镜检测。

1. 一般性状检测

(1)尿量:健康成人为1 000～2 000ml/24h,尿量与饮水量及疾病等相关。

1)多尿:尿量>2 500ml/24h为多尿。见于饮水过多、使用利尿药后、受寒、尿崩症、糖尿病、肾脏疾病等。

2)少尿或无尿:尿量<400ml/24h或<17ml/h为少尿,<100ml/24h称为无尿。多见于①肾前性少尿;②肾性少尿;③肾后性少尿。

(2)尿液外观:正常新鲜尿液为淡黄色至黄色透明液体,尿液颜色受食物、药物和尿量等因素影响。病理性尿液外观及临床意义见表6-4。

表6-4 病理性尿液外观及临床意义

异常结果	临床意义
淡红色或红色	见于泌尿系统炎症、结核、肿瘤、外伤及出血性疾病
浓茶色或酱油色	见于溶血性贫血、血型不合的输血反应等。正常人剧烈运动后也可偶见肌红蛋白尿
黄色	见于阻塞性黄疸及肝细胞性黄疸。服用呋喃唑酮、维生素 B_2、大黄等药物后尿液也呈黄色,但泡沫不黄,胆红素定性试验阴性
白色混浊	见于泌尿系统感染,如肾盂肾炎、膀胱炎、尿道炎等。尿液呈乳白色混浊称为乳糜尿,见于丝虫病、肾周围淋巴管阻塞等

(3)气味:尿液气味来自挥发性酸,久置后有氨臭味。生理情况下,进食较多葱、蒜、韭菜后,尿液可有特殊气味。若新鲜尿液有氨臭味,见于膀胱炎及尿潴留等;糖尿病酮症酸中毒呈烂苹果味;有机磷农药中毒时尿液带蒜臭味。

(4)酸碱反应:正常尿液pH约6.5,波动在4.5～8.0之间。正常尿液pH受饮食影响,肉食为主者尿液偏酸性,素食者尿液偏碱性。病理状态下,尿pH增高见于碱中毒、膀胱炎及服用利尿剂等。尿pH降低见于酸中毒、糖尿病、高热、痛风、口服维生素C等。

（5）尿比重（specific gravity，SG）：晨尿最高，一般大于1.020，婴幼儿尿比重偏低。病理状态下，尿比重增高见于血容量不足引起的肾前性少尿、糖尿病、急性肾小球肾炎等；尿比重降低见于大量饮水、慢性肾衰竭、尿崩症、慢性肾小球肾炎等。

2. 化学检测

（1）尿蛋白：正常人尿蛋白定性检测呈阴性，定量检测为 0～80mg/24h，尿蛋白定性检测呈阳性或定量检测超过 150mg/24h 时，称为蛋白尿。

1）生理性蛋白尿：指泌尿系统无器质性病变，尿内暂时出现蛋白质，持续时间短，诱因解除后消失。

2）病理性蛋白尿：①肾小球性蛋白尿；②肾小管性蛋白尿；③混合性蛋白尿；④溢出性蛋白尿；⑤组织性蛋白尿；⑥假性蛋白尿。

（2）尿糖：正常人尿糖定性检测呈阴性，定量检测为 0.56～5.0mmol/24h 尿，尿糖定性检测呈阳性称为糖尿。

1）血糖增高性糖尿：糖尿病最为常见，还可见于甲状腺功能亢进症、库欣综合征、胰腺癌、肝硬化、肢端肥大症等。

2）血糖正常性糖尿：也称为肾性糖尿，见于慢性肾炎、肾病综合征、间质性肾炎、家族性肾性糖尿等。

3）暂时性糖尿：摄糖过多、精神紧张等可引起的生理性糖尿；颅脑外伤、脑出血、急性心肌梗死可导致应激性糖尿。

4）假性糖尿：尿中含维生素 C、葡糖醛酸、尿酸等物质浓度过高时，或使用某些药物如异烟肼、链霉素、阿司匹林等，可造成假性糖尿。

（3）尿胆红素与尿胆原：尿胆红素增高见于阻塞性黄疸或急性黄疸性肝炎；尿胆原增高见于溶血性黄疸和肝细胞性黄疸，尿胆原降低见于阻塞性黄疸。

（4）尿酮体：糖尿病性酮尿见于糖尿病酮症酸中毒，非糖尿病性酮尿见于高热、严重呕吐、腹泻、禁食、长期饥饿、妊娠剧烈呕吐、酒精性肝炎等。

3. 显微镜检测　正常人尿液离心沉淀物中可有少量上皮细胞和白细胞，无或偶见红细胞。正常尿液中无管型或偶见透明管型。尿液显微镜检查异常及临床意义见表6-5。

表6-5　尿液显微镜检查异常及临床意义

异常结果	临床意义
红细胞	见于急、慢性肾小球肾炎，肾结石，肾盂肾炎及出血性疾病等
白细胞	大量白细胞，多为泌尿系统感染，如肾盂肾炎、尿道炎、肾结核等

异常结果	临床意义
上皮细胞	增多见于急性或慢性肾小球肾炎、泌尿系统炎症等
透明管型	剧烈运动及体力劳动后可出现一过性增多。病理情况下多见于肾病综合征、慢性肾炎、恶性高血压等
颗粒管型	见于慢性肾炎、肾盂肾炎及急性肾炎后期
细胞管型	肾小管上皮细胞管型见于肾小管损伤；红细胞管型常与血尿同时存在；白细胞管型见于肾盂肾炎等；混合性管型见于各种肾小球疾病
蜡样管型	提示有严重的肾小管变性、坏死，预后差
结晶	持续出现并伴有较多红细胞，应怀疑有结石的可能

二、粪便检测

粪便检测主要用于了解消化系统功能状况，有助于消化系统疾病的诊断。

（一）标本采集

1. 采用自然排出的新鲜粪便，无粪便又必须检测时，可经肛门指诊采集，不可用灌肠后的粪便。必须用干净、不透水的一次性容器，若细菌培养则应使用经灭菌后封口的容器。

2. 一般留取指腹大小的粪便，若做集卵检测需较大标本量。蛲虫虫卵检测应使用透明薄膜拭子于清晨排便前自肛门周围的皱襞处拭取标本送检。

3. 标本中应尽量含有脓血、黏液，不应混入尿液、消毒剂等，以免影响检测结果。

4. 用化学法做粪便隐血试验，应在检测前三天禁食肉类、动物血、动物肝脏、富含叶绿素的食物、铁剂、维生素 C 等；用免疫法做粪便隐血试验，无需特殊准备。

5. 粪便标本采集后应尽早送检，一般不应超过 1h。

（二）检测内容

1. 一般性状检测

（1）量：正常成人每日排便量为 100～300g。

（2）颜色与性状：正常成人粪便为黄褐色圆柱形成形软便，婴儿粪便略呈金黄色或黄色糊状便。常见的异常粪便颜色改变及临床意义见表 6-6。

（3）气味：正常粪便有臭味因含蛋白质分解产物，食素者味轻，食肉者味重。慢性肠炎、直肠癌溃烂时可有恶臭，阿米巴肠炎时呈血腥臭味，消化吸收不良时有酸臭味。

表 6-6　异常粪便颜色改变及临床意义

异常结果	临床意义
鲜血便	直肠癌、痔疮、肛裂等
柏油样便	消化性溃疡、肝硬化等。服用活性炭、铋剂等之后大便也可呈黑色
脓血便	肠道下段病变,如细菌性痢疾、溃疡性结肠炎、结肠癌或直肠癌等
水样便	急性肠炎等
白陶土样便	阻塞性黄疸
米泔水样便	呈白色淘米水样,量多,见于霍乱和副霍乱
细条状便	粪便常呈细条状或扁条状,提示直肠狭窄,多见于直肠癌
乳凝块便	婴儿粪便中可出现,常见于婴儿消化不良、婴儿腹泻
果酱样便	阿米巴痢疾

（4）寄生虫体:正常粪便无寄生虫虫体。病理情况下,肉眼可见蛔虫、蛲虫、绦虫等虫体及片段。

2. 显微镜检测

（1）细胞:正常人粪便中无红细胞,不见或偶见白细胞。

（2）食物残渣:正常粪便中的食物残渣系已充分消化的无定形细小颗粒。若淀粉颗粒、脂肪颗粒、肌纤维等大量出现,提示消化不良。

（3）寄生虫卵或原虫:粪便中检测到寄生虫卵、原虫是诊断肠道寄生虫、原虫感染最可靠、最直接的依据。

3. 化学检测　粪便的化学检测项目主要是隐血试验(occult blood test, OBT)。肉眼和显微镜不能证实的出血称为隐血,主要是消化道少量出血。正常人隐血试验呈阴性,阳性见于上消化道出血,如消化性溃疡、消化道肿瘤等。胃癌病人隐血试验可持续阳性,消化性溃疡病人隐血试验可间断阳性,活动期常呈阳性,静止期则呈阴性。

4. 细菌学检测　正常粪便中含有的细菌多属肠道正常菌群,一般无临床意义。

三、浆膜腔穿刺液检测

人体的胸腔、腹腔、心包腔统称为浆膜腔,正常状况下,浆膜腔内含有少量液体起润滑作用,正常成人胸腔液 < 20ml,腹腔液 < 50ml,心包腔液 10 ~ 50ml。

（一）标本采集

浆膜腔积液需要医生在相应部位行穿刺术抽取 10 ~ 20ml,分别注入不同干燥试管进行不同项目的检查，其中一般性状检查、化学检查、细胞学检查各 2ml，厌氧菌培养 1ml，结核分枝杆菌检查 10ml；一般性状检查和细胞学检查加抗凝剂，化学检查无需加抗凝剂。另需要采集 1 份不加抗凝剂的标本，用于观察积液的凝固性。

（二）临床意义

漏出液与渗出液的鉴别要点见表 6-7。

表 6-7　渗出液与漏出液的鉴别要点

鉴别项目	渗出液	漏出液
原因	炎症、肿瘤、理化刺激	非炎症
外观	草黄色、红色、乳白色、脓性等	淡黄色，浆液性
透明度	多混浊	透明或微混
凝固性	能自凝	不易自凝
比重	>1.018	<1.018
黏蛋白定性试验	阳性	阴性
蛋白质定量	>30g/L	<25g/L
葡萄糖定量	低于血糖	与血糖相近
细胞计数	常 $>500×10^6/L$	多 $<100×10^6/L$
细胞分类	急性炎症以中性粒细胞为主，慢性炎症、恶性肿瘤以淋巴细胞为主	淋巴细胞、间皮细胞为主
细菌学检验	可找到病原体	找不到病原体
乳酸脱氢酶（LDH）测定	>200U/L	<200U/L
积液 / 血清乳酸脱氢酶比值	>0.6	<0.6

第三节　常用肾功能检测

一、肾小球功能检测

（一）内生肌酐清除率（creatinine clearance rate，CCR）

1. 标本采集

（1）检测前连续 3d 低蛋白饮食（<40g/d），并禁食肉食，避免剧烈运动。

（2）第 4 日晨 8 时将尿液排净，收集 24h 尿液，容器内添加甲苯 4～5ml 防腐，第 5 日早晨抽静脉血 2～3ml，与 24h 尿液同时送检。

2. 参考值　成人为 80～120ml/min。

3. 临床意义

（1）判断肾小球损害的敏感指标：肌酐清除率是能较早反映肾小球滤过功能的敏感指标，肌酐清除率降低主要见于急性肾小球肾炎、慢性肾小球肾炎、肾衰竭。

（2）评估肾小球功能损害程度

根据肌酐清除率的数值一般可将肾功能损害分为 4 期：

1）肾衰竭代偿期，肌酐清除率为 51～80ml/min。

2）肾衰竭失代偿期，肌酐清除率为 20～50ml/min。

3）肾衰竭期，肌酐清除率为 10～19ml/min。

4）尿毒症期或终末期肾衰竭，肌酐清除率＜10ml/min。

另一种判断肾功能损害的方法：轻度损害时肌酐清除率为 51～70ml/min；中度损害时肌酐清除率为 31～50ml/min；重度损害时肌酐清除率＜30ml/min。

（3）指导治疗及护理：肌酐清除率＜40ml/min 时，应限制蛋白质摄入；肌酐清除率＜30ml/min 时，提示噻嗪类利尿药无效；肌酐清除率＜10ml/min 时，应进行透析治疗。也可指导由肾代谢或经肾排出的药物的使用。

（二）血尿素氮（blood urea nitrogen，BUN）和肌酐（creatinine，Cr）的测定

1. 标本采集　抽取静脉血 1ml，注入抗凝试管里，充分混匀。

2. 参考值　成人血尿素氮为 3.2～7.1mmol/L；全血肌酐为 88.4～176.8μmol/L。

3. 临床意义

（1）BUN 和 Cr 增高：见于肾小球滤过功能减退的疾病，如急慢性肾小球肾炎、严重肾盂肾炎、肾结核、肾肿瘤等。

（2）根据 Cr 数值对肾功能损害进行分期：肾衰竭代偿期 Cr＜178μmol/L；肾衰竭失代偿期 Cr 为 178～445μmol/L；肾衰竭期 Cr 为 446～707μmol/L；尿毒症期 Cr＞707μmol/L。

二、肾小管功能检测

（一）近端肾小管功能检测

1. α_1- 微球蛋白测定（α_1-microglobulin determination，α_1-MG）　尿 α_1-MG 增高提示近端肾小管功能受损。

2. β_2- 微球蛋白测定（β_2-microglobulin determination，β_2-MG）　尿 β_2-MG 升

高,提示近曲小管受损,见于肾小管－间质性疾病、药物或毒物所致早期肾小管损伤等。

(二)远端肾小管功能检测

1. 昼夜尿比重

临床意义:多尿、夜尿增多、低比重尿或固定在 1.010,表明肾小管浓缩功能下降,见于慢性肾炎、慢性肾盂肾炎、慢性肾衰竭等。少尿伴高比重尿,见于血容量不足,如休克等。明显多尿伴低比重尿,见于尿崩症。

2. 尿渗透压测定

(1)判断肾浓缩功能。若尿渗透压小于 300mOsm/(kg·H_2O),称为低渗尿,提示肾浓缩功能丧失而稀释功能仍存在,见于尿崩症。

(2)鉴别肾前性和肾性少尿。肾前性少尿时尿渗透压大于 450mOsm/(kg·H_2O),肾性少尿时尿渗透压小于 350mOsm/(kg·H_2O)。

三、血尿酸检测

尿酸为体内核酸中嘌呤代谢的终末产物。血中尿酸除小部分被肝脏破坏外,大部分通过肾脏进入原尿,然后 90% 左右被肾小管重吸收回到血液中。因此,血尿酸浓度受肾小球滤过功能和肾小管重吸收功能的影响。

1. 标本采集　抽取空腹静脉血 2～3ml,注入干燥试管里,勿使溶血。

2. 参考值　成年男性 150～416μmol/L;成年女性 89～357μmol/L。

3. 临床意义　增高见于痛风及肾小球滤过功能损伤、体内尿酸生成异常增多;减低见于暴发性肝衰竭、肝豆状核变性等。

第四节　常用肝功能检测

一、蛋白质代谢功能检测

(一)血清总蛋白和清蛋白与球蛋白比值测定

90% 以上的血清总蛋白(serum total protein,STP)和全部血清清蛋白(albumin,A)是由肝脏合成,故血清总蛋白和清蛋白含量是反映肝脏合成功能的重要指标,而球蛋白(globulin,G)与机体免疫功能等密切相关。

1. 参考值　正常成人血清总蛋白为 60～80g/L,清蛋白为 40～55g/L,球蛋白为

$20 \sim 30g/L$；A/G 为 $1.5:1 \sim 2.5:1$。

2. 临床意义

（1）血清总蛋白与清蛋白增高：见于严重脱水、休克等引起的血液浓缩及肾上腺皮质功能减退等。

（2）血清总蛋白及白蛋白降低：血清总蛋白 $<60g/L$ 或血清清蛋白 $<25g/L$ 称为低蛋白血症。主要见于：①肝细胞损害影响蛋白质合成；②营养不良；③蛋白质丢失过多；④消耗增加；⑤血清水分增加。

（3）血清总蛋白与球蛋白增高：血清总蛋白 $>80g/L$ 或球蛋白 $>35g/L$，称为高蛋白血症或高球蛋白血症。血清总蛋白增高主要是因球蛋白增高，常见于慢性肝脏疾病，如慢性肝炎、肝硬化、酒精性肝病等。球蛋白增高程度与肝脏病严重性相关。

（4）A/G 倒置：见于严重肝功能损伤，如慢性中度以上持续性肝炎、肝硬化、原发性肝癌，以及多发性骨髓瘤、原发性巨球蛋白血症。

（二）血清蛋白电泳

1. 参考值　醋酸纤维素薄膜电泳法结果：清蛋白 $0.62 \sim 0.717$、α_1 球蛋白 $0.03 \sim 0.047$、α_2 球蛋白 $0.06 \sim 0.107$、β 球蛋白 $0.07 \sim 0.117$、γ 球蛋白 $0.09 \sim 0.18$。

2. 临床意义　常见疾病血清蛋白电泳变化及临床意义见表6-8。

表6-8　常见疾病血清蛋白电泳变化及临床意义

常见疾病	清蛋白	α_1 球蛋白	α_2 球蛋白	β 球蛋白	γ 球蛋白
急性肝炎	↓	↓	↓	↓	↑
慢性肝炎、肝硬化	↓	—	—	—	↑
原发性肝癌	↓	↑	↑	—	↑
多发性骨髓瘤	↓	—	—	—	↑
肾病综合征	↓	—	↑	↑	↓
系统性红斑狼疮	↓	—	—	—	↑

二、胆红素代谢检测

（一）参考值

血清总胆红素（serum total bilirubin，STB）$3.4 \sim 17.1\mu mol/L$、结合胆红素（conjugated bilirubin，CB）$0 \sim 6.8\mu mol/L$、非结合胆红素（unconjugated bilirubin，UCB）$1.7 \sim 10.2\mu mol/L$。

（二）临床意义

血清胆红素升高的临床意义见表 6-9。

表 6-9　血清胆红素升高的临床意义

黄疸类型	血清总胆红素	非结合胆红素	结合胆红素	结合胆红素 / 非结合胆红素
溶血性黄疸	增高，常 <85.5μmol/L	明显增高	轻度增高	<0.2
肝细胞性黄疸	增高，17.1~171μmol/L	中度增高	中度增高	0.2~0.5
阻塞性黄疸	明显增高，常 >342μmol/L	轻度增高	明显增高	>0.5

三、血清酶学检测

肝脏是人体含酶最丰富的器官，常见的酶有丙氨酸氨基转移酶（ALT）、天冬氨酸氨基转移酶（AST）、碱性磷酸酶（ALP）及 γ- 谷氨酰转移酶（GGT）。

1. 反映肝实质损害　血清酶特别是 ALT、AST 活力是反映肝细胞受损的灵敏指标，ALT 较 AST 更敏感。严重肝细胞损伤时血清中 AST/ALT 比值升高。

（1）急性病毒性肝炎：ALT、AST、GGT 均可升高，ALT 升高更明显，是诊断急性肝炎的重要检测指标。

（2）慢性病毒性肝炎：ALT、AST 轻度升高或正常，ALT/AST >1。若 AST 升高较 ALT 显著，ALT/AST <1，提示慢性肝炎进入活动期。

（3）酒精性肝病、药物性肝炎、脂肪肝、肝癌等非病毒性肝病：转氨酶轻度升高或正常，且 ALT/AST >1，其中肝癌 ALT/AST≥3。

（4）肝硬化：转氨酶活性取决于肝细胞进行性坏死程度，ALT/AST≥2，终末期肝硬化转氨酶活性正常或降低。

2. 反映胆汁排泄受阻　ALT、AST 轻度升高或正常。

3. 反映肝外病变　急性心肌梗死时 AST 升高，4~5d 后恢复。

第五节　常用血液生化检测

一、血清电解质测定

血清电解质测定主要检测血清钾、钠、氯、钙、磷含量。

1. 标本采集　抽取空腹静脉血3ml，注入干燥试管内，勿使溶血。

2. 参考值　血钾3.5～5.5mmol/L；血钠135～145mmol/L；血氯95～105mmol/L；血钙2.25～2.58mmol/L；血磷0.97～1.61mmol/L。

3. 临床意义　常见电解质异常的临床意义见表6-10。

表6-10　常见电解质异常的临床意义

异常结果	临床意义
高钾血症	补钾过多、长期大量使用潴钾利尿剂、严重溶血或输入大量库存血、肾衰竭的少尿期或无尿期、缺氧、酸中毒、组织损伤、肾上腺皮质功能减退症等
低钾血症	钾摄入不足、严重呕吐或腹泻、长期使用排钾利尿剂、碱中毒、大量胰岛素应用、低钾性周期性麻痹、肾上腺皮质功能亢进等
高钠血症和高氯血症	大量失水、摄入食盐过多或输入盐水过多、肾上腺皮质功能亢进、原发性醛固酮增多症等
低钠血症和低氯血症	摄入不足、严重呕吐或腹泻、持续胃肠减压、反复使用利尿剂、严重烧伤、酸中毒、肾上腺皮质功能减退症、慢性肾衰竭等
高钙血症	服用维生素D过多、甲状旁腺功能亢进症、多发性骨髓瘤、骨肉瘤、急性肾衰竭等
低钙血症	钙摄入不足、慢性腹泻、维生素D缺乏、阻塞性黄疸、甲状旁腺功能减退症、慢性肾衰竭、急性坏死性胰腺炎等
高磷血症	甲状旁腺功能减退症、肢端肥大症、肾衰竭、维生素D摄入过多、多发性骨髓瘤、骨折愈合期、急性重型肝炎等
低磷血症	大量呕吐或腹泻、血液透析、肾小管性酸中毒、应用噻嗪类利尿剂、碱中毒、糖尿病酮症酸中毒、甲状旁腺功能亢进症等

二、血糖测定和口服葡萄糖耐量试验

1. 血糖测定　血糖指血液中葡萄糖，标本不同，其检测结果也不同。空腹血糖检测是目前诊断糖尿病的主要依据，也是判断糖尿病病情和控制程度的主要指标。

（1）标本采集：抽取空腹静脉血2～3ml，注入抗凝试管内。

（2）参考值：成人空腹血糖（fasting blood glucose，FBG）为3.9～6.1mmol/L。

（3）临床意义

1）血糖增高：生理性见于高热、高糖饮食、剧烈运动、情绪紧张等。病理性见于糖尿病、内分泌疾病（如甲状腺功能亢进症）、应激性疾病（如脑出血）及肝硬化等。

2）血糖降低：生理性见于剧烈运动后、妊娠期、饥饿等。病理性见于胰岛素及降糖药使用过量、甲状腺功能减退、营养不良等。

2. 口服葡萄糖耐量试验（oral glucose tolerance test，OGTT）　正常人口服或注射一定量的葡萄糖后，血糖会暂时升高，2h 后即恢复正常，称为耐糖现象。

（1）标本采集：试验前 3d 正常进食及活动，停用影响糖代谢的药物。试验当天将 75g 葡萄糖（儿童按 1.75g/kg 计算，总量不超过 75g）溶于 300ml 水中空腹口服，分别在服糖前和服糖后 30min、60min、120min、180min 各抽取静脉血 2ml 于生化瓶内，每次抽血后立即送检，在抽血同时收集尿液做尿糖分析。

（2）参考值

空腹：血糖 3.9～6.1mmol/L。

摄糖后：血糖应在 0.5～1h 达高峰，峰值一般在 7.8～9.0mmol/L 之间，峰值 < 11.1mmol/L；2h 血糖 < 7.8mmol/L；3h 血糖恢复至空腹血糖水平。

尿糖：每次均为阴性。

（3）临床意义

1）诊断糖尿病：临床上有以下条件者即可诊断，有糖尿病症状，空腹血糖 > 7.0mmol/L；或口服葡萄糖后 2h 血糖≥11.1mmol/L；或随机血糖≥11.1mmol/L，有临床症状和尿糖阳性者。

2）判断糖耐量异常：糖耐量减低或增高称为糖耐量异常。

①糖耐量减低：2h 血糖在 7.8～11.1mmol/L 之间，FBG < 7.0mmol/L，峰值≥11.1mmol/L，为糖耐量减低，见于空腹血糖过高、2 型糖尿病、痛风、肥胖症、甲状腺功能亢进症、肢端肥大症及库欣综合征等。

②糖耐量增高：指空腹血糖降低，服糖后血糖上升不明显，2h 后仍处于低水平，则可使葡萄糖耐量曲线低平，可见于胰岛 B 细胞瘤、肾上腺皮质功能亢进、腺垂体功能减退症等。

三、血清心肌酶和心肌蛋白测定

（一）血清肌酸激酶及同工酶测定

1. 参考值　速率法：男性 50～310U/L；女性 40～200U/L。肌酸激酶的同工酶 CK-MB < 5%，CK-MM 为 94%～96%，CK-BB 无或极少。

2. 临床意义

（1）心肌损害：急性心肌梗死时肌酸激酶（creatine kinase，CK）在 3～8h 升高，24h 达高峰，3～4d 后降至正常；如果 CK 再次升高，提示再次发生心肌梗死。CK-MB

升高早于CK,故对急性心肌梗死(AMI)的早期诊断灵敏度和特异性明显高于CK。

(2)肌肉疾病:多发性肌炎、骨骼肌损伤等,以CK-MM升高为主。

(3)脑组织受损:脑血管病变、长期昏迷等,以CK-BB升高为主。

(二)乳酸脱氢酶测定

1. 参考值　速率法:120～250U/L。

2. 临床意义　乳酸脱氢酶升高见于:

(1)急性心肌梗死。

(2)肝脏疾病。

(3)其他疾病:骨骼肌损伤、白血病、淋巴瘤、肺梗死和胰腺炎等也使乳酸脱氢酶升高。

(三)心肌肌钙蛋白检测

心肌肌钙蛋白(cardiac troponin,cTn)是肌肉收缩的调节蛋白,是目前用于AMI诊断最特异的生化指标。

1. 参考值　肌钙蛋白T(troponin T,cTnT)在0.02～0.13μg/L为正常,>0.2μg/L为临界值,>0.5μg/L可诊断AMI;心肌肌钙蛋白I(troponin I,cTnI)<0.2μg/L为正常,>1.5μg/L为临界值。

2. 临床意义　AMI时,cTnT和cTnI都明显升高;任何冠状动脉疾患病人,即使心电图(electrocardiogram,ECG)或其他检测(如运动试验)阴性,只要cTn增高,应视为具有高危险性。

(四)心肌肌红蛋白(myocardial myoglobin,Mb)检测

1. 参考值　定性:阴性。

2. 临床意义

(1)诊断急性心肌梗死:肌红蛋白可以作为早期诊断急性心肌梗死的指标,优于CK-MB和乳酸脱氢酶。

(2)判断急性心肌梗死病情:急性心肌梗死发病30h后还见到肌红蛋白持续增高,提示心肌梗死持续存在。

(3)其他:骨骼肌损伤如急性肌肉损伤、肌病,休克、急性或慢性肾衰竭可升高。

四、血清脂质和脂蛋白测定

(一)血清脂质测定

血清脂质检测可以早期识别动脉粥样硬化的危险性、监测低脂饮食和使用降脂药物治疗。

1. 参考值　总胆固醇（total cholesterol，TC）< 5.20mmol/L 为合适水平、5.20～6.20mmol/L 为边缘水平、> 6.20mmol/L 为升高；三酰甘油（triacylglycerol，TG）0.56～1.70mmol/L 为合适水平、1.70～2.30mmol/L 为边缘水平、> 2.30mmol/L 为升高。

2. 临床意义

（1）TC 和 TG 增高：见于长期高脂饮食、过度肥胖、冠状动脉粥样硬化性心脏病、甲状腺功能减退症、糖尿病、肾病综合征等。

（2）TC 和 TG 降低：见于严重营养不良、甲状腺功能亢进症、严重贫血、严重肝病、肾上腺皮质功能不全等。

（二）血清脂蛋白测定

脂蛋白是血脂在血液中存在、转运及代谢的形式，超高速离心后，分为乳糜微粒（chylomicron，CM）、极低密度脂蛋白（very low density lipoprotein，VLDL）、低密度脂蛋白（low density lipoprotein，LDL）、高密度脂蛋白（high density lipoprotein，HDL）。

1. 参考值　HDL 1.03～2.07mmol/L 为正常、> 1.04mmol/L 为合适水平、≤1.0mmol/L 为减低；LDL≤3.4mmol/L 为合适水平、3.4～4.1mmol/L 为边缘水平、> 4.1mmol/L 为升高。

2. 临床意义

（1）HDL 与冠心病发病呈负相关，HDL 水平高的个体患冠心病的危险性小，反之，危险性大。

（2）LDL 与冠心病发病呈正相关，LDL 水平高的个体患冠心病的危险性大。

五、血清淀粉酶和脂肪酶测定

通过测定来诊断胰腺疾病。

1. 参考值　血清淀粉酶（amylase，AMY）为 35～135U/L；血清脂肪酶（lipase，LPS）滴度法测定时为 < 1 500U/L。

2. 临床意义　AMY 活性增高常见于急性胰腺炎、胰腺癌早期，AMY 活性减低常见于慢性胰腺炎等；LPS 活性增高主要见于急性胰腺炎、LPS 活性减低主要见于胰腺癌等。

六、甲状腺激素与促甲状腺激素测定

（一）甲状腺激素测定

甲状腺素（thyroxine，T）即四碘甲腺原氨酸（T$_4$）。T$_4$ 在肝脏和肾脏中经过脱碘

后转变为 T_3。甲状腺素依据存在的形式分为结合型 T_4 和游离型 T_4（FT_4）、结合型 T_3 和游离型 T_3（FT_3）。结合型 T_4 与游离型 T_4（FT_4）之和为总 T_4（TT_4），结合型 T_3 与游离型 T_3（FT_3）之和为总 T_3（TT_3）。通过甲状腺素测定，可以判断甲状腺功能状态。

1. 参考值

TT_4 65～155nmol/L；

FT_4 10.3～25.7pmol/L；

TT_3 1.6～3.0nmol/L；

FT_3 6.0～11.4pmol/L。

2. 临床意义　TT_4 是判断甲状腺功能状态最基本的体外筛选指标；FT_4 对诊断甲状腺功能亢进症的灵敏度明显优于 TT_4。TT_3 是诊断甲状腺功能亢进症最灵敏的指标，还具有判断甲状腺功能亢进症有无复发的价值；FT_3 对诊断甲状腺功能亢进症非常灵敏。TT_4、FT_4、TT_3、FT_3 增高主要见于甲状腺功能亢进症等；减低主要见于甲状腺功能减退症等。

（二）促甲状腺激素测定

促甲状腺激素（thyroid-stimulating hormone，TSH）是腺垂体分泌的重要激素。

1. 参考值　2～10mU/L。

2. 临床意义　TSH 是诊断原发性和继发性甲状腺功能减退症的最重要的指标。目前认为，TSH、FT_3 和 FT_4 是评估甲状腺功能的首选指标。TSH 增高主要见于原发性甲状腺功能减退症，检测 TSH 水平也可以作为甲状腺功能减退症病人使用甲状腺素替代治疗疗效的观察指标。TSH 减低常见于甲状腺功能亢进症、继发性甲状腺功能减退症等。

第六节　常用免疫学检测

一、病毒性肝炎血清标志物检测

肝炎病毒主要有甲型肝炎病毒（HAV）、乙型肝炎病毒（HBV）、丙型肝炎病毒（HCV）、丁型肝炎病毒（HDV）、戊型肝炎病毒（HEV）、庚型肝炎病毒（HGV）和输血传播病毒（TTV）7 种。肝炎病毒感染引起病毒性肝炎。

（一）甲型肝炎病毒标志物检测

1. 标本采集　抽取静脉血 2ml，注入干燥试管内，勿使溶血。

2. 参考值　血清 HAV 抗原阴性；HAV-IgM 阴性，抗 HAV-IgG 阴性或阳性；HAV-RNA 阴性。

3. 临床意义　HAV 抗原阳性，见于甲肝患者；抗 HAV-IgM 阳性，是甲肝早期感染的标志，可以作为急性甲肝确诊依据；抗 HAV-IgG 阳性，表示曾经感染过 HAV 或注射过甲肝疫苗；HAV-RNA 阳性对早期诊断甲肝有特异性。

（二）乙型肝炎病毒标志物检测

机体感染乙型肝炎病毒后，产生 3 对抗原抗体系统，包括乙型肝炎病毒表面抗原（HBsAg）及表面抗体（HBsAb）、乙型肝炎病毒核心抗原（HBcAg）及核心抗体（HBcAb）、乙型肝炎病毒 e 抗原（HBeAg）及 e 抗体（HBeAb）。其中直接测定核心抗原很难，因此临床上只对其他 5 项标志物进行检测，俗称"乙肝二对半"检测。

1. 参考值　HBsAg、HBsAb、HBeAg、HBeAb、HBcAb 和 HBV-DNA 均为阴性。

2. 临床意义　HBV 血清标志物检测结果分析见表 6-11。

表 6-11　HBV 血清标志物检验结果临床意义

HBsAg	HBsAb	HBeAg	HBeAb	HBcAb	临床意义
−	−	−	−	−	未感染 HBV
−	+	−	−	−	乙型肝炎恢复期或接种乙型肝炎疫苗后
−	+	−	+	+	HBV 感染恢复期
+	−	−	−	−	急性 HBV 感染早期或 HBV 携带者
+	−	−	−	+	急性 HBV 感染早期，慢性 HBV 携带者
+	−	−	+	+	急性 HBV 感染趋向康复，慢性乙型肝炎
+	−	+	−	+	急性或慢性 HBV 感染，传染性强
+	−	+	+	+	急性或慢性 HBV 感染
−	−	−	+	−	急性 HBV 感染趋向康复

二、甲胎蛋白（alpha-fetal protein，AFP）测定

1. 参考值　血清 ＜25μg/L。

2. 临床意义

（1）原发性肝细胞癌：甲胎蛋白明显增高，＞500μg/L 时有诊断意义。

（2）病毒性肝炎和肝硬化：AFP 可升高，但多在 300μg/L 以下。

（3）睾丸癌、卵巢癌、畸胎瘤等生殖腺胚胎肿瘤：血中AFP的含量也可升高。

（4）其他：妇女妊娠3~4个月后，AFP开始上升，7~8个月达高峰，但不超过400μg/L，分娩后3周左右恢复正常。

【练习题】

（一）单项选择题

1. 粪便隐血试验阳性，常提示上消化道出血量达到
   A. 1ml
   B. 2ml
   C. 5ml
   D. 50ml
   E. 60ml

2. 生理性贫血出现在小儿出生后
   A. 2个月以内
   B. 2~3个月
   C. 4~6个月
   D. 6~8个月
   E. 8个月以后

3. 采用铁制剂治疗一段时间后，其疗效指标最早出现的是
   A. 血红蛋白上升
   B. 红细胞计数上升
   C. 红细胞体积上升
   D. 红细胞直径增大
   E. 网织红细胞数上升

4. 能导致嗜酸性粒细胞增多的疾病是
   A. 支气管哮喘
   B. 化脓性扁桃体炎
   C. 急性心肌梗死
   D. 肺结核
   E. 急性阑尾炎

5. 尿中出现蜡样管型常见于
   A. 慢性肾衰竭
   B. 慢性肾盂肾炎
   C. 急性肾盂肾炎
   D. 肾结石
   E. 肾结核

6. 少尿是指成人24h尿量少于
   A. 50ml
   B. 100ml
   C. 200ml
   D. 300ml
   E. 400ml

7. 尿液呈酱油色的疾病是
   A. 阻塞性黄疸
   B. 急性溶血
   C. 肝细胞性黄疸
   D. 恶性痢疾
   E. 晚期血丝虫病

8. 急性肾盂肾炎最具特征的尿异常是

    A. 血红蛋白尿   B. 胆色素尿   C. 脓尿

    D. 结晶尿   E. 脂质尿

9. 下列关于尿液检查正确的说法是

    A. 镜下血尿中超过 3 个红细胞 / 高倍视野

    B. 镜下脓尿超过 1～3 个白细胞 / 高倍视野

    C. 管型：不含有细胞

    D. 大量上皮细胞属于正常

    E. 进素食者尿液呈中性或弱酸性

10. 正常人的尿比重为

    A. 1.010～1.020   B. 1.015～1.025

    C. 1.020～1.030   D. 1.025～1.035

    E. 1.05～1.09

11. 对原发性肝癌确诊率高而又简便的检查是

    A. 甲胎蛋白测定   B. 乙型肝炎五项

    C. CT 检查   D. 肝功能

    E. 磁共振

12. 血清清蛋白减少常见于

    A. 系统性红斑狼疮   B. 多发性骨髓瘤

    C. 慢性炎症   D. 慢性肾小球肾炎

    E. 肝硬化

13. 小儿中毒性细菌性痢疾全身症状重，肠道反应轻，诊断困难，确诊该病最直接的证据为

    A. 黏液脓血便   B. 有相关接触史

    C. 血常规检查白细胞升高   D. 大便标本培养出痢疾杆菌

    E. 大便镜检可见大量脓细胞

14. 血常规检查指标中提示炎症的是

    A. 红细胞   B. 中性粒细胞   C. 淋巴细胞

    D. 血小板   E. 单核细胞

15. 贫血患儿，活动量稍大时气促、心悸，血红蛋白 40g/L，该患儿的贫血程度为

    A. 轻度   B. 中度   C. 重度

    D. 极重度   E. 特重度

16. 下列标本采集方法**不妥**的是

    A. 血液常规检查应抽取空腹静脉血

    B. 肝功能检查应抽取空腹静脉血

    C. 尿蛋白定量应留取 24h 尿液

    D. 尿液酸碱性检查可随时留取新鲜尿液

    E. 化学法检查隐血试验应禁肉食 3d

17. 病人，女，28 岁。乏力、心悸、头晕 2 个月就诊。病人面色苍白、皮肤干燥。医嘱血常规检查。护士在解释该检查目的时正确说法是

    A. 检查是否有感染   B. 检查是否有出凝血功能障碍

    C. 检查是否有贫血及其程度   D. 检查肝脏功能是否有损害

    E. 检查肾脏功能是否有损害

18. 病人，男，38 岁。因腹泻、腹痛 2 年，被诊断为"溃疡性结肠炎"，本次急性加重 5d 入院。病人大便检查粪便的形态是

    A. 米泔水样便   B. 黑便   C. 羊屎便

    D. 白陶土样便   E. 黏液脓血便

19. 病人，男，62 岁。诊断为 2 型糖尿病，坚持口服降糖药治疗，血糖控制良好。病人拟计划春游，出发时测量血糖，应注意低血糖的情况时血糖值低于

    A. 3.9mmol/L   B. 4.9mmol/L   C. 5.9mmol/L

    D. 6.9mmol/L   E. 7.9mmol/L

20. 病人，男，48 岁。诊断为糖尿病，病人拟在家中自行监测血糖。护士应告知其餐后 2h 血糖的正常值是

    A. ＜4.8mmol/L   B. ＜5.8mmol/L   C. ＜6.8mmol/L

    D. ＜7.8mmol/L   E. ＜8.8mmol/L

21. 病人行化学法粪便隐血试验前，医生应告知病人**不能**吃的食物为

    A. 大米稀饭   B. 面包   C. 油条

    D. 瘦肉   E. 芹菜

22. 须采集空腹静脉血的检查项目是

    A. 红细胞计数   B. 白细胞计数   C. 血小板计数

    D. 肝功能检查   E. 凝血时间测定

23. 须采集动脉血的检查项目是

    A. 血尿素氮   B. 红细胞沉降率   C. 血气分析

    D. 血清心肌酶   E. 血清电解质

24. 病人，女，27 岁。因寒战、高热、咳嗽、胸痛急诊，诊断为肺炎球菌性肺炎，其血常规结果可能是

    A. 嗜酸性粒细胞增加   B. 淋巴细胞减少

    C. 中性粒细胞增加   D. 单核细胞增加

    E. 嗜碱性粒细胞增加

25. 血清淀粉酶增高最明显的疾病是

    A. 急性胰腺炎   B. 慢性胰腺炎   C. 急性肝炎

    D. 消化性溃疡   E. 糖尿病

26. 下述情况红细胞沉降率**无明显**增加的是

    A. 心绞痛   B. 心肌梗死   C. 恶性肿瘤

    D. 肺结核活动期   E. 类风湿关节炎

27. 下列疾病**不会**出现管型尿的是

    A. 急性肾小球肾炎   B. 慢性肾小球肾炎   C. 肾盂肾炎

    D. 肾结核   E. 膀胱炎

28. 患儿，男，3 岁。以突然高热、进行性呼吸困难入院，怀疑为中毒型痢疾。为早日检出痢疾杆菌，护士留取大便正确的做法是

    A. 标本多次采集，集中送检

    B. 可用开塞露灌肠取便

    C. 患儿无大便时，口服泻药留取大便

    D. 如标本难以采集，可取其隔日大便送检

    E. 选取大便黏液脓血部分送检

29. 患儿，7 岁。高热 5h，神志不清，反复惊厥。血常规白细胞 17×10^9/L，粪便检查见脓细胞 8 个 /HP，红细胞 18 个 /HP。患儿最可能的诊断是

    A. 流行性乙型脑炎   B. 高热惊厥

    C. 流行性脑脊髓膜炎   D. 中毒性菌痢

    E. 麻疹并发脑炎

30. 病人，男，67 岁。有长期酗酒史，因肝硬化多次住院。此次因腹水和黄疸再次入院，查体：体温 36.1℃，脉搏 92 次 /min，呼吸 26 次 /min，血压 140/80mmHg。根据其病史，他的实验室检查结果可能有

    A. 血钾增高   B. 血氨降低

    C. 凝血时间延长   D. 丙氨酸氨基转移酶水平降低

    E. 白细胞增高

（二）名词解释

1. 甲胎蛋白
2. 红细胞沉降率
3. 网织红细胞
4. 柏油样便
5. 内生肌酐清除率
6. 镜下血尿
7. 出血时间
8. 贫血
9. 镜下脓尿
10. 管型

（三）简答题

1. 红细胞和血红蛋白病理性减少的原因有哪些？
2. 中性粒细胞病理性增多的原因是什么？
3. 病理性红细胞沉降率增快有哪些临床意义？
4. 口服葡萄糖耐量试验如何采集标本？
5. 如何采集细菌培养尿液和24h尿液检查的标本？
6. 血尿的原因有哪些？
7. 持续性糖尿有何临床意义？
8. 用化学方法检测隐血试验时如何采集标本？
9. 肝功能检查的标本如何采集？
10. 内生肌酐清除率测定的标本如何采集？

（聂广旭）

第七章 | 心电图检查

【学习目标】

1. 具有尊重、关爱并服务病人的职业态度,树立护理安全意识、团队协作精神。
2. 掌握心电图检查的基本知识。
3. 熟悉心电图各波段的正常范围及常见异常心电图特征。
4. 了解动态心电图及心电监护的基本知识。
5. 学会与病人有效沟通,能规范准确描记心电图、识别正常心电图和常见典型异常心电图。

【学习重点与难点】

心电图(electrocardiogram,ECG)是使用心电图机通过导线与受检者体表相连,记录心脏每一个心动周期电活动变化的曲线图形。心电图检查的基本知识中常规十二导联系统及心电轴、心电图描记及图形分析实操为重点掌握内容;学习的难点是心肌细胞除极和复极变化的抽象理论与心电图图形的结合,心电图各波段正常值及常见典型异常心电图分析。

第一节　心电图检查基本知识

一、心电图导联

在人体不同部位放置电极,并通过导线分别与心电图机的正负极相连,这种记录心电图的电路连接方法称为心电图导联。心电图导联包括肢体导联和胸导联。

1. 肢体导联 包括标准肢体导联三个,即Ⅰ、Ⅱ、Ⅲ;加压肢体导联三个,即aVR、aVL、aVF。

(1)标准肢体导联:反映两个肢体之间的电位差变化。Ⅰ导联心电图机正极接左上肢,负极接右上肢;Ⅱ导联心电图机正极接左下肢,负极接右上肢;Ⅲ导联心电图机正极接左下肢,负极接左上肢。

(2)加压肢体导联:连接方式是将心电图机的正极与某一个肢体相连,负极连接另外两个肢体的电极,各串联一定量的电阻后一并构成的中心电端。

2. 胸导联 反映探查电极放置胸部体表部位的电位变化,包括 $V_1 \sim V_6$ 导联,又称为心前区导联。负极为3个肢体导联电极各串联电阻后连接起来构成的中心电端,正极的位置: V_1 在胸骨右缘第4肋间; V_2 在胸骨左缘第4肋间; V_3 在 V_2 与 V_4 连线的中点; V_4 在左锁骨中线与第5肋间相交处; V_5 在左腋前线与 V_4 同一水平处; V_6 在左腋中线与 V_4 同一水平处。

二、心电图各波段的组成与命名

(一)心电图各波段的组成

正常心脏激动起源于窦房结,兴奋心房的同时,沿着结间束→房室结→希氏束→左、右束支→浦肯野纤维顺序传导,最后兴奋心室。心脏先后有序的电激动传播,引起一系列电位变化,形成心电图上的相应波段。一个正常完整的心动周期所描记的心电图包括4个波,即P波、QRS波群、T波、u波;三个间期/段,即PR间期、QT间期、ST段。

(二)心电图各波段的命名

1. P波 最早出现的幅度较小的波,是心房除极波。

2. PR间期 从P波起点至QRS波群起点的时限。

3. QRS波群 QRS波群为幅度最大的波群,是心室除极波。首次出现的位于等电位线以上的正向波称为R波;R波之前的负向波称为Q波;R波之后的第一个负向波称为S波;S波之后的正向波称为R′波;R′波之后再出现的负向波称为S′波;QRS波群只有一个负向波称为QS波。

4. ST段 ST段是从QRS波群终点至T波起点之间的线段。

5. T波 T波为ST段之后圆钝而振幅较大的波。

6. QT间期 从QRS波群起点至T波终点的水平间距。

7. u波 u波为T波之后 $0.02 \sim 0.04\text{s}$ 且振幅很低小的波。

三、心电图的描记

（一）描记前准备

环境要求室内温暖、安静、采光好。检查床旁应有床帘或屏风，保护被评估者隐私。心电图机性能正常，使用交流电源的心电图机必须接地线，床旁心电图检查须带好电源线且心电图机备用电充足。准备相应规格的心电图纸、导电膏或生理盐水、手消液等。要求评估者衣着整齐，态度和蔼，动作轻柔。按申请单核对被评估者姓名或扫码确认被评估者身份信息，严格查对。被评估者休息片刻，静卧于检查床，解开上衣，取下手表等，暴露胸前及四肢远端，全身放松，平静呼吸。避免被评估者的皮肤接触检查床、墙壁或地面，避免说话、咳嗽等。对初次被评估者尤其是儿童做好解释，消除其紧张心理。

（二）操作方法

1. 皮肤处理　在被评估者放置电极部位涂抹导电膏或生理盐水。

2. 放置电极　按常规十二导联心电图连接方式放置电极，连接导联线。

（1）肢体导联电极　红色（R）接右上肢，黄色（L）接左上肢，绿色（F）接左下肢，黑色（RF）接右下肢。

（2）胸导联电极：红（V_1）、黄（V_2）、绿（V_3）、棕（V_4）、黑（V_5）、紫（V_6）。将胸导联的吸杯电极，分别固定于胸部相应位置，避免电极间相接触。

3. 描记心电图　选择走纸速度 25mm/s、定准电压 10mm/mV。通常要记录 I、II、III、aVR、aVL、aVF 及 $V_1 \sim V_6$ 共 12 个导联，必要时加做 $V_7 \sim V_9$ 导联、$V_{3R} \sim V_{5R}$ 导联。描记结束后，取下电极并清洁，整理导联线，将心电图机面板上的各控制钮复位，最后关闭电源。

4. 标记心电图纸　在描记好的心电图记录纸上，标记被评估者姓名、性别、年龄、描记日期、病区及床号等，必要时标记各导联。

（三）注意事项

1. 保持室内温暖不低于 18℃，避免因寒冷而引起肌电干扰。

2. 女性被评估者做检查时，除男性评估者外应有其他女性在场。

3. 检查床宽度应大于 80cm，以免肢体紧张而引起肌电干扰；检查床旁不能放置大功率电器。

4. 除急症外，检查前避免饱餐、吸烟、饮用刺激性饮品（酒、咖啡等）。

5. 不能将左、右下肢的电极合并在一侧脚踝，否则就取消了右下肢反驱动，不能有效抑制交流电干扰。如果肢体部位无法放置（如截肢、受伤）电极，可将电极放于肢体近躯干处。

6. 胸电极放置时要各自分开，禁止将所有胸电极放置位置一并涂抹生理盐水或导电膏，这样将会造成体表短路，影响波形效果。

7. 女性乳房下垂者，应托起乳房，将 V_3、V_4、V_5 导联电极安放在乳房下缘胸壁上，而不应该放置乳房皮肤上。乳房切除术后应在报告中注明。

8. 描记 V_7、V_8、V_9 导联时，被评估者应取仰卧位，不能采取侧卧或俯卧位，背部采用扁平电极或一次性电极片。

9. 特殊情况下采取坐位、半卧位、左侧卧位或右侧卧位等进行心电图描记时，应在报告中注明。

第二节　正常心电图

一、心电图的测量

（一）心电图记录纸

当走纸速度为 25mm/s 时，横线上每小格（1mm）代表 0.04s；纵线代表电压，标准电压（10mm 纵向代表 1mV）时，纵线上每小格（1mm）代表 0.1mV。

（二）各波段振幅的测量

P 波振幅测量的参考水平以 P 波起始前的水平线为准，测量 QRS 波群、T 波、u 波振幅及 ST 段移位，以 QRS 波群起始部水平线为参考水平。如果 QRS 起始部为一斜线，应以 QRS 波起点作为测量参考点。

（三）各波段时间的测量

一般规定，测量各波时间应自该波起点的内缘水平测量至该波终点的内缘。

1. 单导联心电图机记录心电图　分别选择某一导联最宽的 P 波和 QRS 波群测量 P 波和 QRS 波群时间；选择某一导联 P 波宽大且有 Q 波的导联测量 PR 间期；QT 间期为选择某一导联最长的 QT 间期测量。

2. 十二导联同步心电图机记录心电图

（1）测量 P 波：从最早的 P 波起点测量至最晚的 P 波终点。

（2）测量 QRS 波群：从最早的 QRS 波群起点测量至最晚的 QRS 波群终点。

（3）测量 PR 间期：从最早的 P 波起点测量至最早的 QRS 波群起点。

（4）测量 QT 间期：从最早的 QRS 波群起点测量至最晚的 T 波终点。

（四）心率的计算

1. 心律规则　心率计算公式：心率 ＝ 60/RR（或 PP）间期（s）。

2. 心律不规则　计算平均心率。

（1）连续计数 30 个大格（共 6s）内的 QRS 波群或 P 波数，然后乘以 10。

（2）测量同一导联连续 5 个以上 RR/PP 间期，取其平均值，代入上述公式，计算出心率。

（五）心电轴的测量

心电轴通常指平均 QRS 心电轴，代表心室除极过程中的平均电势方向和强度。一般采用平均心电轴与 I 导联正侧段之间的角度来表示平均心电轴的偏移方向。

测定方法　目测法简单实用，根据 I、aVF 导联 QRS 波群的主波方向，估测电轴是否发生偏移，分为电轴不偏、电轴右偏、电轴左偏、不确定电轴四种情况。

二、心电图各波段正常值

（一）P 波

时间一般 ＜ 0.12s。肢体导联振幅一般 ＜ 0.25mV，胸导联振幅一般 ＜ 0.2mV。

（二）PR 间期

心率在正常范围时，PR 间期为 0.12 ～ 0.20s。

（三）QRS 波群

1. 时间　多数在 0.06 ～ 0.10s，一般不超过 0.11s。

2. 形态　aVR 导联 QRS 波群主波向下；V_1、V_2 导联多呈 rS 形，r/S ＜ 1；V_5、V_6 导联 QRS 波群呈 qR、qRs、Rs 或 R 形，R/s ＞ 1；V_3、V_4 导联多呈 RS 形，R/S ≈ 1。

3. 振幅

（1）肢体导联：R_I ＜ 1.5mV，R_{aVR} ＜ 0.5mV，R_{aVL} ＜ 1.2mV，R_{aVF} ＜ 2.0mV。

（2）胸导联：R_{V1} ≤ 1.0mV，R_{V5} ≤ 2.5mV，R_{V1} ＋ S_{V5} ≤ 1.2mV，R_{V5} ＋ S_{V1} ≤ 4.0mV（男）或 3.5mV（女）。

4. Q 波　除 III、aVR 导联外，一般 Q 波时间 ＜ 0.04s，深度不超过同导联 R 波振幅的 1/4。V_1、V_2 导联不应出现 Q 波，偶可呈 QS 型。V_5、V_6 导联常有正常 Q 波。

（四）ST 段

在任何导联中一般向下偏移不超过 0.05mV；在 V_4 ～ V_6 导联和肢体导联均向上偏移不应超过 0.1mV，在 V_1、V_2 导联向上偏移一般不超过 0.3mV，在 V_3 导联向上偏移一般不超过 0.5mV。

（五）T波

T波方向多与QRS波群主波方向一致；在以R波为主的导联中，T波振幅一般不低于同导联R波的1/10。

（六）QT间期

心率在60~100次/min时，QT间期的正常范围为0.32~0.44s。

（七）u波

在T波之后0.02~0.04s出现，振幅很低小，方向多与T波一致。以V_2~V_3导联u波较明显。

三、心电图的分析方法与临床应用

（一）分析方法

总体浏览→判断心律→计算心率→判定心电轴→观察和测量→得出结论。

（二）临床应用

1. 分析与鉴别各种心律失常。

2. 为诊断心肌梗死的性质、部位和分期，提供诊断依据。

3. 能反映心房肥大、心室肥厚的情况。但其他原因也可引起类似的心电图改变，当左、右心室均发生肥厚时，心电图可表现为"正常"。

4. 对心肌受损与心肌缺血、药物作用和电解质代谢紊乱者，可以协助诊断。

5. 广泛应用于手术麻醉及各种危重病人的病情监测。

第三节　常见异常心电图

一、心房肥大与心室肥厚

（一）心房肥大

1. 右心房肥大　心电图主要表现为心房除极波振幅增高。以Ⅱ、Ⅲ、aVF导联最为明显，振幅≥0.25mV，又称为肺型P波；V_1导联P波直立时，振幅≥0.15mV，如P波呈双向时，则振幅的算术和≥0.20mV；P波时间正常。

2. 左心房肥大　心电图主要表现为心房除极时间延长。时间≥0.12s，常呈双峰型，两峰间距≥0.04s，以Ⅰ、Ⅱ、aVL导联明显，又称为二尖瓣型P波；V_1导联P波常呈先正后负的双向波，P波终末电势的绝对值≥0.04mm·s。

3. 双侧心房肥大　心电图特征为 P 波高大、增宽，V_1 导联 P 波高大呈双向，上下振幅均超过正常范围。

（二）心室肥厚

1. 左心室肥厚　QRS 波群电压增高，R_{V5} 或 $R_{V6} > 2.5mV$，或 $R_{V5} + S_{V1} > 4.0mV$（男）或 $> 3.5mV$（女）；$R_I > 1.5mV$；$R_{aVL} > 1.2mV$；$R_{aVF} > 2.0mV$；$R_I + S_{III} > 2.5mV$。心电轴左偏。QRS 波群时间为 $0.10 \sim 0.11s$。ST-T 改变。

2. 右心室肥厚　QRS 波群形态与振幅改变，V_1 导联 $R/S \geqslant 1$，V_5 导联 $R/S \leqslant 1$ 或 S 波比正常加深，aVR 导联以 R 波为主，R/S 或 $R/q \geqslant 1$。$R_{V1} + S_{V5} > 1.05mV$（重症 $> 1.2mV$）；$R_{aVR} > 0.5mV$。心电轴右偏 $\geqslant +90°$（重症可 $\geqslant +110°$）。ST-T 改变。

二、心律失常

由于各种原因引起心脏激动的起源和 / 或传导异常，称为心律失常（arrhythmia）。

（一）窦性心律与窦性心律失常

1. 窦性心律　凡起源于窦房结的心律，称为窦性心律。其心电图特征：P 波规律出现，且 P 波形态表明激动来源于窦房结（即 P 波在 Ⅰ、Ⅱ、aVF、$V_4 \sim V_6$ 导联直立，在 aVR 导联倒置）。传统上成人静息状态下心率的正常范围为 $60 \sim 100$ 次 /min。

2. 窦性心动过速　心电图特征：成人窦性心律的频率 > 100 次 /min。

3. 窦性心动过缓　心电图特征：成人窦性心律的频率 < 60 次 /min，一般不低于 40 次 /min。

4. 窦性心律不齐　心电图特征：窦性心律节律不整，在同一导联上，PP 间期相差 $> 0.12s$，窦性心律不齐常与窦性心动过缓同时存在。

（二）期前收缩

期前收缩是指起源于窦房结以外的异位起搏点提前发出的激动，刺激心肌细胞除极并引起心脏搏动，又称为过早搏动，简称为早搏，为最常见的心律失常。根据异位起搏点的位置不同，分为房性、交界性及室性期前收缩，其中以室性期前收缩最常见。

1. 室性期前收缩　心电图特征：①提前出现的 QRS-T 波，其前无 P 波或无相关的 P 波；②提前出现的 QRS 波群宽大畸形，时间 $> 0.12s$，T 波方向与 QRS 波群主波方向相反；③多为完全性代偿间歇。

2. 房性期前收缩　心电图特征：①提前出现的异位 P′ 波，其形态与窦性 P 波略不同；② P′R 间期 $> 0.12s$；③提前出现的 QRS-T 波，其形态基本正常；④多为不完全性代偿间歇。

3. 交界性期前收缩 心电图特征：①期前出现的 QRS-T 波，形态基本正常，期前无窦性 P 波；②逆行 P′ 波，可出现于 QRS 波群之前或之后，或与 QRS 波群相重叠；③多为完全性代偿间歇。

（三）异位性心动过速

异位性心动过速是连续 3 次或 3 次以上的期前收缩引发的快速异位心律。根据异位节律点发生的部位不同，可分为室上性心动过速和室性心动过速。

1. 阵发性室上性心动过速 突然发作、突然终止，心电图特征：①连续 3 个或以上快速匀齐的 QRS 波群，形态及时间正常；②频率一般在 160～250 次 /min，节律规则；③P′ 波不易辨认。

2. 室性心动过速 心电图特征：①连续 3 个或以上宽大畸形的 QRS 波群，时间＞0.12s；②频率多在 140～200 次 /min，节律可稍不齐；③不易发现 P 波，如能发现 P 波，其频率慢于 QRS 波群频率，其 P 波与 QRS 波群无固定关系（房室分离），则可明确诊断。

（四）心房颤动与心室颤动

1. 心房颤动 心电图特征：①P 波消失，代之以大小、形状、间距均不等的心房颤动波（f 波），以 V_1 导联最明显；②房颤波的频率为 350～600 次 /min；③RR 间期绝对不等；④QRS 波群形态和时间大多正常。

2. 心室颤动 心室颤动是极严重的致死性心律失常。心电图特征：①QRS 波群与 T 波均完全消失；②出现大小不等、极不匀齐的低小颤动波，频率为 200～500 次 /min。

三、心肌梗死

心肌梗死多因冠状动脉粥样硬化而引发冠状动脉完全性或不完全性闭塞，使冠状动脉所分布区域的心肌供血急骤减少或中断，导致相应区域心肌缺血坏死。

（一）心肌梗死的基本图形

冠状动脉发生闭塞后，在心电图上可先后出现心肌缺血（T 波高耸或倒置）、损伤（ST 段抬高，并与高耸的 T 波相连，形成弓背向上的单向曲线）和坏死（异常 Q 波或 QS 波）3 种图形。

（二）心肌梗死的图形演变及分期

根据心电图图形的演变过程和时间，分为超急性期、急性期、近期和陈旧期。

1. 超急性期 心电图表现为：①首先出现高大的 T 波；②之后 ST 段呈上斜型抬高，与高而直立的 T 波相连；③尚未出现异常 Q 波。

2. 急性期　心电图呈动态演变过程：①ST段呈弓背向上抬高，常可形成单向曲线，继而逐渐下降；②出现异常Q波或QS波；③T波由直立逐渐演变为对称性倒置，并逐渐加深。坏死型的Q波、损伤型的ST段抬高和缺血型的T波倒置在此期内可同时并存。

3. 近期（亚急性期）　心电图表现为：①抬高的ST段恢复至基线；②缺血型T波由倒置较深，逐渐变浅；③坏死型Q波持续存在。

4. 陈旧期（愈合期）　心电图表现为：①ST段和T波恢复正常，或T波持续倒置、低平，恒定不变；②常残留坏死型的Q波。

（三）心肌梗死的定位诊断

根据心电图坏死型图形（异常Q波或QS波）出现的导联，判断心肌梗死的部位（表7-1）。

表7-1　心肌梗死的定位诊断

梗死部位	梗死图形出现的导联				
前间壁	V_1	V_2	V_3		
前壁	V_3	V_4	V_5		
侧壁	I	aVL	V_5	V_6	
广泛前壁	V_1	V_2	V_3	V_4	V_5
下壁	II	III	aVF		

第四节　动态心电图与心电监护

一、动态心电图

动态心电图（ambulatory electrocar-diogram，AECG）是指通过随身携带的记录器在昼夜不同状态下，连续记录24h或更长时间的心电图。

（一）临床应用

动态心电图可记录被评估者在日常生活状态下，连续长时间的心电图资料，结合被评估者的生活日志，能了解其症状、服用药物、身体和精神状态等与心电图变化之间的关系，是常规心电图等其他检查不能替代的检测手段，是临床广泛采用的无创性检查方法之一。

（二）十二导联动态心电图电极放置位置

RA 电极置于右锁骨中线第 2 肋，LA 电极置于左锁骨中线第 2 肋，LL 电极置于左锁骨中线与肋弓交界处，RL 电极为无干电极，可置于胸部任何部位，一般置于右锁骨中线与肋弓交界处，$V_1 \sim V_6$ 导联电极放置同常规十二导联胸导联电极放置位置。

（三）注意事项

动态心电图检查有效记录时间不应少于 24h；日常起居应与平时一样，被评估者应做适量运动，避免幅度过大；皮肤宜干燥不宜潮湿；检查日不能洗澡、避免淋雨；远离电磁场；被评估者记录生活日志，便于分析时参考。

二、心电监护

心电监护是利用心电监护仪通过其显示屏，显示连续波形和参数数值，用以评估病人当时的身体状态，能及时发现病人的心电活动及其数值等情况的一种无创监测方法，为治疗及抢救危重症病人，发挥重要的评估作用。

（一）临床应用

通过心电监护可以连续实时观察并分析心脏电活动情况，同时进行呼吸监测、血压监测、血氧饱和度监测及体温监测。对多种心血管病、危重症病情监测有重要临床价值。

（二）心电监护电极放置位置

5 个电极放置位置如下。

右上（RA，白色）：右侧锁骨中线第一肋间。

右下（RL，绿色）：右锁骨中线剑突水平处。

中间（C，棕色）：胸骨左缘第四肋间。

左上（LA，黑色）：左侧锁骨中线第一肋间。

左下（LL，红色）：左锁骨中线剑突水平处。

（三）注意事项

将导联线上的衣襟夹夹在病床，固定好。对于躁动病人，应当固定好电极和导线，避免电极脱落以及导线打折缠绕。电极片选择皮肤无红肿、无破损处，密切观察病人粘贴电极片处的皮肤，一般一次性电极片使用 48～72h 须及时更换，婴幼儿、皮肤敏感者可缩短时间并稍调整电极位置，防止皮肤损伤。氧饱和度监测过程中，血氧探头夹每 1～2h 更换 1 次部位，防止指/趾端血液循环障碍引起发绀、红肿。

（一）单项选择题

1. 心脏正常激动起源于
   A. 窦房结   B. 房室结   C. 结间束
   D. 希氏束   E. 左、右束支

2. 标准Ⅱ导联描记时，右上肢放置电极颜色是
   A. 红色   B. 黄色   C. 绿色
   D. 黑色   E. 紫色

3. 胸导联线标记红色的吸杯电极应放置在
   A. 胸骨右缘第4肋间   B. 胸骨左缘第4肋间
   C. V_2 与 V_4 连线的中点   D. 左腋前线与 V_4 同一水平
   E. 左腋中线与 V_4 同一水平

4. 胸导联探查电极 V_2 应放在
   A. 左锁骨中线第2肋   B. 胸骨右缘第4肋间
   C. 胸骨左缘第4肋间   D. 右锁骨中线与肋弓交界处
   E. 左锁骨中线与第5肋间相交处

5. 关于心电图描记注意事项说法**不正确**的是
   A. 不能将左、右下肢的电极合并在一侧脚踝，否则就取消了右下肢反驱动
   B. 描记 V_7、V_8、V_9 导联时，被评估者可以采取侧卧位
   C. 禁止将所有胸电极放置位置一并涂抹生理盐水
   D. 除急症外，检查前避免饱餐、吸烟、饮用刺激性饮品（酒、咖啡等）
   E. 保持室内温暖（不低于18℃），避免因寒冷而引起肌电干扰

6. 窦性心律节律不整，在同一导联上，PP间期相差 $> 0.12s$，考虑
   A. 窦性心动过速   B. 窦性心动过缓   C. 窦性心律不齐
   D. 心房颤动   E. 室性心动过速

7. 下列心电图各波段中，由心室除极产生的是
   A. P波   B. QRS波群   C. ST段
   D. T波   E. u波

8. 代表心房除极的心电图波形是
   A. P波   B. T波   C. S波
   D. Q波   E. R波

9. 心电图中 ST 段反映的是

    A. 心房除极过程的电位变化　　　　B. 心房复极过程的电位变化

    C. 心室除极过程的电位变化　　　　D. 心室缓慢复极过程的电位变化

    E. 心室快速复极过程的电位变化

10. QRS 波群只有一个负向波命名为

    A. Q 波　　　　　　　B. QS 波　　　　　　　C. 倒 R 波

    D. S 波　　　　　　　E. QRS 波群

11. PR 间期反映的是

    A. 心房除极时间

    B. 心室复极时间

    C. 心房除极和复极时间

    D. 心房开始除极到心室开始除极的时间

    E. 心房复极结束到心室开始除极的时间

12. 心电图纸横向、纵向依次代表

    A. 电压、电压　　　　　　　　　　B. 电压、时间

    C. 时间、时间　　　　　　　　　　D. 时间、电压

    E. 无具体要求

13. 若心电图以 25mm/s 的走纸速度描记,心电图记录纸上每小格(1mm)横向间距相当于

    A. 0.01s　　　　　　　B. 0.02s　　　　　　　C. 0.04s

    D. 0.08s　　　　　　　E. 0.10s

14. 若心电图的定准电压为 1mV 时,心电图记录纸每小格(1mm)纵向代表的电压值为

    A. 0.05mV　　　　　　B. 0.10mV　　　　　　C. 0.15mV

    D. 0.20mV　　　　　　E. 0.25mV

15. 心电图以 50mm/s 的走纸速度描记时,测得受检者规律心电图 RR 间隔为 60 个小格,该受检者的心率为

    A. 50 次 /min　　　　　B. 60 次 /min　　　　　C. 70 次 /min

    D. 80 次 /min　　　　　E. 90 次 /min

16. 常规心电图上平均 RR 间隔为 20 个小格,其平均心率为

    A. 60 次 /min　　　　　B. 70 次 /min　　　　　C. 75 次 /min

    D. 80 次 /min　　　　　E. 100 次 /min

17. 心电图示 I 导联 QRS 波群主波为负向波，aVF 导联 QRS 波群主波为负向波，提示心电轴

　　A. 正常范围　　　　　　　　　　　　B. 左偏

　　C. 右偏　　　　　　　　　　　　　　D. 视 II 导联 QRS 波群主波方向而定

　　E. 不确定

18. 心电轴左偏指

　　A. 心电轴在 0°～−30°　　　　　　　B. 心电轴在 −30°～−90°

　　C. 心电轴在 0°～+90°　　　　　　　D. 心电轴在 +90°～+180°

　　E. 心电轴在 −90°～−180°

19. 六个胸导联的 QRS 波群振幅（正向波与负向波振幅的绝对值之和）一般**不应**都小于

　　A. 0.4mV　　　　　　B. 0.5mV　　　　　　C. 0.6mV

　　D. 0.7mV　　　　　　E. 0.8mV

20. 心电图 QRS 波群在 V_5、V_6 导联**不应**出现的图形是

　　A. qR　　　　　　　B. qRs　　　　　　　C. QS

　　D. R　　　　　　　 E. Rs

21. 正常窦性 P 波的时间为

　　A. 0.06～0.10s　　　B. 一般 < 0.12s　　　C. 0.12～0.20s

　　D. 一般 > 0.20s　　　E. 0.06～0.20S

22. 心率在正常范围时，成人 PR 间期正常值为

　　A. 0.06～0.12s　　　B. 0.12～0.20s　　　C. 0.06～0.10s

　　D. 0.10～0.18s　　　E. 0.32～0.44s

23. 关于正常 QRS 波群的阐述，下列说法**不正确**的是

　　A. QRS 波群代表心室除极的时限和电位变化

　　B. 时限在 0.06～0.10s

　　C. V_1、V_2 导联多呈 Rs 型，$R_{V1} > 1.0$mV

　　D. V_5、V_6 导联 QRS 波群呈 qR、qRs、Rs 或 R 形

　　E. V_5 导联 R/S > 1，$R_{V5} \leqslant 2.5$mV

24. 关于正常 Q 波的阐述，下列**不正确**的是

　　A. Q 波深度应小于同导联中 R 波的 1/4

　　B. Q 波时限 < 0.04s

　　C. V_1 导联中不应有 q 波，但可呈 QS 型

D. V_5、V_6 导联中可出现 qR 和 qRs 型

E. V_5、V_6 导联中也出现 QS 型

25. 正常心电图的 ST 段下移在任何导联均**不超过**

A. 0.01mV B. 0.05mV C. 0.10mV

D. 0.15mV E. 0.20mV

26. 正常心电图在以 R 波为主的导联中，T 波的振幅

A. 一般不应低于同导联 R 波的 1/2

B. 一般不应低于同导联 R 波的 1/4

C. 一般不应低于同导联 R 波的 1/6

D. 一般不应低于同导联 R 波的 1/10

E. 一般不应低于同导联 R 波的 1/20

27. 正常窦性 P 波要求负向的导联是

A. Ⅰ导联 B. Ⅱ导联 C. aVR 导联

D. aVF 导联 E. V_5 导联

28. 关于 QT 间期，下列说法**不恰当**的是

A. QT 间期是指从 QRS 波群的起点至 T 波起点

B. 代表心室除极和复极全过程所需的时间

C. 心率越快，QT 间期越短，反之越长

D. 心率在 60～100 次 /min 时，QT 间期的正常范围为 0.32～0.44s

E. 不同导联测量 QT 间期数值可以不同

29. 下列关于正常 T 波方向说法正确的是

A. Ⅰ导联向下 B. aVR 导联向上

C. 多与 P 波方向一致 D. 多与 R 波方向一致

E. 多与 QRS 波群的主波方向一致

30. 下列关于正常 u 波说法**不正确**的是

A. 在 T 波之后 0.02～0.04s 出现 B. 振幅很小

C. 方向多与 T 波方向相反 D. 以 V_2～V_3 导联 u 波较明显

E. 多认为反映心室后继电位

31. 肺型 P 波常见于

A. 二尖瓣狭窄 B. 心包积液

C. 心肌梗死 D. 肺炎

E. 慢性肺源性心脏病

32. 二尖瓣型 P 波常见于

    A. 二尖瓣狭窄   B. 心包积液   C. 心肌梗死

    D. 肺炎   E. 慢性肺源性心脏病

33. P 波高尖，振幅≥0.25mV，常见于

    A. 左心房肥大   B. 右心房肥大   C. 左心室肥厚

    D. 右心室肥厚   E. 双心室肥厚

34. P 波增宽≥0.12s，呈双峰型，两峰间距≥0.04s，应首先考虑

    A. 左心房肥大   B. 右心房肥大   C. 左心室肥厚

    D. 右心室肥厚   E. 双心室肥厚

35. P 波宽度为 0.15s，呈双峰型，高度 0.36mV，应首先考虑

    A. 左心房肥大   B. 右心房肥大   C. 左心室肥厚

    D. 右心室肥厚   E. 双心房肥大

36. 下列**不属于**左心室肥厚诊断条件的是

    A. R_{V5} 或 R_{V6} > 2.5mV   B. V_5、V_6 导联 ST 段压低

    C. QRS 波群时间 0.10 ~ 0.11s   D. $R_{V5} + S_{V1}$ > 1.2mV

    E. 心电轴左偏

37. 提示左心室高电压的心电图指标是

    A. R_I > 1.3mV   B. $R_{V5} + S_{V1}$ > 1.2mV

    C. R_{aVL} > 1.0mV   D. R_{V5} > 2.5mV

    E. R_{aVF} > 1.6mV

38. 左心室肥厚的诊断标准中，下列意义最大的是

    A. 左心室电压增高   B. 心电轴左偏

    C. QRS 波群时间延长   D. ST 改变

    E. T 波改变

39. 房性期前收缩不完全性代偿间歇为

    A. 期前收缩前后的两个窦性 P 波间距小于相邻两个窦性 P 波间距

    B. 期前收缩前后的两个窦性 P 波间距等于相邻两个窦性 P 波间距

    C. 期前收缩前后的两个窦性 P 波间距小于相邻两个窦性 P 波间距的两倍

    D. 期前收缩前后的两个窦性 P 波间距等于相邻两个窦性 P 波间距的两倍

    E. 期前收缩前后的两个窦性 P 波间距大于相邻两个窦性 P 波间距的两倍

40. 心电图坏死型图形（异常 Q 波或 QS 波）出现在 V_3、V_4、V_5 导联，则心肌梗死定位在

A. 前壁	B. 侧壁	C. 后壁
D. 广泛前壁	E. 下壁	

41. 心电图示：P 波、QRS 波群与 T 波均完全消失，代之大小不等、极不匀齐的波动，频率为 350 次 /min，应首先考虑

A. 室性期前收缩	B. 房性期前收缩	C. 心肌梗死
D. 心房颤动	E. 心室颤动	

42. 当怀疑心肌梗死时，除描记常规十二导联心电图外，还应加做

A. $V_1 \sim V_6$ 和 $V_7 \sim V_9$	B. $V_{3R} \sim V_{5R}$ 和 Ⅰ、Ⅱ、Ⅲ
C. $V_{3R} \sim V_{5R}$ 和 Ⅱ、Ⅲ、aVF	D. $V_{3R} \sim V_{5R}$ 和 $V_7 \sim V_9$
E. $V_1 \sim V_6$ 和 $V_{3R} \sim V_{5R}$	

43. 下列关于心肌梗死急性期心电图特征说法**错误**的是

    A. ST 段呈弓背向下抬高

    B. 出现异常 Q 波或 QS 波

    C. T 波由直立逐渐演变为对称性倒置，并逐渐加深

    D. 坏死型的 Q 波、损伤型的 ST 段抬高和缺血型的 T 波倒置在此期内可同时并存

    E. 心电图呈动态演变过程

44. 室性心动过速心电图特征中，下列说法**错误**的是

    A. 连续 3 个或以上宽大畸形的 QRS 波群，时间 > 0.12s

    B. 频率多在 140 ~ 200 次 /min

    C. 如能发现 P 波，其频率快于 QRS 波群频率

    D. 如能发现房室分离，则可明确诊断室性心动过速

    E. 不易发现 P 波

45. 下列关于动态心电图检查**不正确**的是

    A. 佩戴期间被评估者不能进行各种运动

    B. 皮肤宜干燥不宜潮湿

    C. 远离电磁场

    D. 被评估者记录生活日志，便于分析时参考

    E. 动态心电图检查有效记录时间不应少于 22h

（二）名词解释

1. 心电图

2. 心电图导联

3. 心电轴

4. 完全性代偿间歇

5. 不完全性代偿间歇

（三）简答题

1. 常规胸导联探查电极如何放置？

2. 一个正常完整的心动周期所描记的心电图包括哪些波段？

3. 请简述 QRS 波群的命名原则。

4. 某受检者心电图显示其心律不齐，如何计算心房率和心室率？

5. 心电轴偏移的原因有哪些？

（孙凤利）

第八章 | 影像学检查

影像检查包括X线、超声、放射性核素扫描、计算机体层成像（computed tomography，CT）、磁共振成像（magnetic resonance imaging，MRI）等成像技术。借助不同的成像手段使人体内部器官和结构显示影像，从而了解人体解剖与生理功能状态及病理变化，达到诊断目的。

第一节　X线检查

一、X线临床应用的基本原理

（一）X线的特性

X线具有穿透性、荧光效应、感光效应和电离效应，X线的穿透性是成像的基础。X线能激发荧光物质，因此可以进行X线透视检查，感光效应是X线摄影检查的基础，X线可使人体组织产生生物学方面的改变称为电离效应，是肿瘤放射治疗和防护的基础。

（二）X线成像的基本原理

当 X 线照射到人体不同组织结构时，因不同组织密度和厚度透过的 X 线量不同，在荧光屏或胶片上可形成黑白明暗不同的影像。这种利用人体组织和器官自然存在的密度差异来形成明显对比的影像，称为自然对比。

人体有些部位相邻脏器的密度相仿，不能形成自然对比，可以借助一些密度明显高于或低于该部位脏器的物质引入被检查器官，人为造成器官和组织的密度差异，使之产生明显对比而显影，称为人工对比。

二、X 线检查方法及临床应用

（一）普通 X 线检查方法及应用

普通 X 线检查包括透视、摄影和数字 X 射线成像（digital X-ray imaging，DR），透视可以对被检查部位直接观察，可了解器官的动态变化，但无法留下客观的永久记录，常用于胸部检查，配合胃肠钡餐、钡剂灌肠或心血管造影等检查。摄影对比度、清晰度较好，应用范围广，可作为客观记录保存，便于病人复查时对照，常用于胸部、腹部、四肢、头颅、骨盆及脊柱等部位的检查。数字 X 射线成像为数字化 X 线摄影技术，与普通透视、摄片相比，可进行数字化储存，且图像分辨率和工作效率更高，DR 对骨结构、关节软骨及软组织的显示优于传统的 X 线成像。

（二）造影检查方法及应用

造影检查是将对比剂引入缺乏自然对比的器官中或其周围，使之产生明显对比的一种检查方法。

1. 对比剂　临床上目前常用的对比剂有高密度对比剂：如钡剂（硫酸钡）、碘剂（碘化钠、碘油、泛影葡胺等）等；低密度对比剂：如空气、氧气、二氧化碳等。

2. 造影方法　常用的造影方法有直接引入法和间接引入法两种。如消化道钡餐检查、泌尿道造影、心血管造影、静脉胆道造影等。

三、X 线检查临床应用

（一）呼吸系统正常 X 线表现

呼吸系统正常 X 线可显示胸廓、纵隔、膈、肺门、肺纹理等结构，正位上可清楚显示肋骨、锁骨、肩胛骨等，纵隔只能观察其外形轮廓，肺纹理为自肺门向外呈放射状分布的树枝状阴影，逐渐变细。含有空气的肺在胸片上显示为透明区域，称为肺野。

（二）循环系统正常 X 线表现

胸部 X 线上能显示心脏和大血管的轮廓，不能显示心内结构和分界。后前位可见心脏左、右两心缘,通过测量心影最大横径与胸廓内壁最大横径之比,即心胸比率来判断心脏有无增大,正常成人心胸比率≤0.50。测量心胸比率是确定心脏有无增大的最简单的方法。

（三）消化系统正常X线表现

消化系统由食管、胃肠及肝脏、胆囊、胰腺等构成,相互之间缺乏天然对比,故需要造影检查才能显示结构形态及功能变化。

四、常见基本病变的X线表现

（一）呼吸系统常见基本病变X线表现

1. 肺气肿　X线表现为两肺透亮度增加,肺纹理稀疏、膈下降、肋间隙增宽、呼吸动度明显减弱和垂位心形等。

2. 大叶性肺炎　如果连续肺泡实变,X线表现为单一片状致密影;如实变占据整个肺叶,则形成大叶性致密影。

3. 肺恶性肿瘤　X线表现为块状高密度影,边缘不规则,呈分叶状或毛刺状。

4. 游离性胸腔积液　少量积液时(少于250ml),肋膈角变钝,变浅或变平;中等量积液时,中下肺野呈均匀致密影,呈外高内低的弧形凹面。大量积液患侧肺野呈均匀致密影,有时仅在肺尖部可见透明影。常有纵隔向健侧移位,肋间隙增宽及膈肌下移等。

5. 气胸　X线表现为肺与胸壁之间出现透亮区,无肺纹理,可见被压缩肺的边缘。当有大量气胸时,纵隔向健侧移位,肋间隙增宽。

（二）循环系统常见基本病变X线评估

1. 二尖瓣型心　简称为梨形心,X线表现为心腰部饱满或突出,左心缘下段圆隆,右心缘下段较膨隆,心影外观呈梨形。常见于风湿性心脏病二尖瓣狭窄、慢性肺源性心脏病等。

2. 主动脉型心　简称为靴形心,X线表现为心腰凹陷,心左缘下段向左、向下、向后膨凸,心影呈靴形。常见于原发性高血压、主动脉瓣膜病变。

3. 普大型心　简称为烧瓶心,X线表现为心脏向双侧对称扩展,横径增宽。常见于心肌炎、心包积液、全心功能不全等。

4. 冠状动脉病变　冠状动脉造影可以评价冠状动脉血管的走行、数量,病变的有无、严重程度和病变范围。可以根据冠状动脉病变程度和范围进行介入治疗并评价治疗后的效果。

（三）消化系统常见基本病变X线表现

1. 充盈缺损　是指钡剂涂布的轮廓有局限性向内凹陷的影像,为腔壁局限性肿块向腔内突出,造成局部钡剂不能充盈所致。恶性肿瘤造成的充盈缺损常不规则;而息肉造成的充盈缺损边界光滑规整。

2. 龛影　是指钡剂涂布的轮廓有局限性外突的影像,为消化性溃疡及肿瘤坏死性溃疡形成的腔壁凹陷,使钡剂充填滞留其内所致。

3. 憩室　表现为向壁外的囊袋状膨出,有正常黏膜通入,与龛影不同。

五、X线检查的护理

(一)普通检查

检查前应向检查对象说明检查目的、方法、注意事项;并指导病人检查中须配合的姿势,以便消除病人的紧张、恐惧心理。嘱病人脱去检查部位厚层衣物及影响X线穿透的物品,如发卡、金属饰物、膏药、敷料等,以免影像受到干扰。

腹部摄影前应清洁肠道(急腹症除外),以免气体或粪便影响摄影质量;创伤病人摄影时,尽量减少搬动;危重病人摄影须有医护人员的监护。

(二)造影检查

1. 碘过敏试验　用35%碘对比剂滴入眼球结合膜,15min后观察有无充血反应;也可用同剂型的碘对比剂1ml做缓慢的静脉注射,于15min内观察有无胸闷、心慌、恶心、呕吐、呼吸急促、头晕、头痛、荨麻疹等不良反应,有反应者为阳性,不能使用。当出现过敏反应时应及时处理,如病人出现头痛、头晕、面部潮红、胸闷、气急、恶心、呕吐或皮疹时,给予吸氧和休息,必要时给予肾上腺素1mg皮下注射。当病人出现喉头水肿、支气管痉挛、呼吸困难、心律失常、外周循环衰竭等表现时,应立即终止检查,进行抗休克、抗过敏等抢救措施。

2. 造影检查前的准备

(1)了解病人有无造影检查的禁忌证,如严重的心、肝、肾疾病或过敏体质等。甲状腺功能亢进症者不宜做碘剂造影检查;糖尿病病人造影前48h应停用双胍类药物。

(2)检查前向病人解释有关检查的目的、方法、注意事项及可能出现的不良反应。

(3)凡须用碘对比剂进行造影检查,应在做碘过敏试验前询问病人有无碘过敏史或不良反应等。建议签署"碘对比剂使用病人知情同意书",再做碘过敏试验,过敏试验阴性才能进行造影检查。

(4)检查前准备好抢救药品和器械。在过敏试验或造影过程中出现过敏反应时,应根据反应的轻重及时处理。

(5)常用部位造影检查前的准备

1)上消化道造影:①前3d禁止服用能影响胃肠蠕动及阻碍X线穿透(如钙剂、

铁剂、铋剂)的制剂;②前一天少渣饮食,禁食、禁水 12h。

2)结肠造影:①前 2d 无渣饮食,遵医嘱服用硫酸镁或甘露醇等泻剂,将肠道内容物排空,忌用清洁剂;②前 24h 内禁服能影响胃肠蠕动及影响 X 线显影的制剂。

3)冠状动脉造影检查:除造影检查的一般准备外,还应做好以下工作,包括:

①造影前检查出血时间、凝血时间、血小板计数、凝血酶原时间等。

②术前 1d 备皮。

③禁食 6h 以上。

④心电监护。

⑤训练深吸气等动作以配合检查。

⑥检查中严密观察病情,保证液体通路通畅,及时用药,配合医生参加抢救工作。

⑦检查结束后穿刺部位加压包扎 6h,穿刺侧肢体限制活动 6~12h,注意观察动脉搏动和远端皮肤颜色、温度及穿刺处有无渗血,一般于造影次日即可解除加压包扎并下地行走。

⑧插管造影历时较长者,可给予抗生素防感染。

4)子宫输卵管造影

①造影时间应在月经结束后 3~7d,不宜安排在排卵期,造影前 3d 禁止性接触。

②前一晚服泻药导泻或进行清洁灌肠。

③检查前排空膀胱。

第二节 超声检查

一、超声检查方法及临床应用

超声检查根据扫描方式和所得图像的不同,主要有 A 型、B 型、M 型、D 型等几种类型,目前临床广泛应用的是 B 型超声检查法,其主要的应用范围:

1. 广泛应用于消化系统、生殖系统、泌尿系统、心血管系统等疾病的诊断。

2. 确定早期妊娠,鉴别胎儿是否存活,评估胎儿生长发育情况,诊断胎儿先天性发育异常和胎盘位置异常,检查节育环异常等。

3. 检测占位性病变及包块的大小、形态、物理性质。

4. 诊断各部位积液(如胸腔、腹腔、心包、肾盂等部位积液)并估计积液量。

5. 在超声引导下行穿刺抽液、活检等介入性超声检查。

M 型超声检查主要用于心脏瓣膜病、先天性心脏病、冠心病、心包疾病及大血管疾病等的诊断。

D 型超声检查法又称为超声多普勒诊断法或多普勒超声心动图,D 型超声仪不仅能清楚地显示心脏大血管的形态结构,而且能直观形象地显示血流的方向、速度、分流范围、有无反流及异常分流等,对心血管疾病的诊断具有重要的临床价值。

二、超声检查前的准备

心脏、血管、浅表器官及组织、颅脑检查,一般不需要特殊准备。腹部检查须空腹,检查前日晚餐不能进油腻食物,晚餐后开始禁食;次日上午检查前要排便,如有便秘或肠胀气者,检查前一晚可服缓泻剂。盆腔检查如子宫、附件、前列腺等检查前须饮水,保持膀胱充盈。对于婴幼儿或检查不合作者可给予镇静剂,待安静入睡后再进行检查。

第三节　其他影像检查

一、CT 临床应用和检查过程护理

(一)临床应用

CT 临床上主要应用于颅脑、胸部、骨、关节、心脏、腹部、盆腔等病变的诊断。

(二)CT 检查护理

1. 检查前的准备

(1)腹部、盆腔、腰骶部检查:扫描前 1 周不做胃肠道钡剂造影,不服含金属的药物。

(2)腹部检查前 4h 禁食,扫描前口服对比剂,使胃肠道充盈。

(3)盆腔检查前晚口服甘露醇等泻剂清洁肠道,若行清洁灌肠更佳;扫描前 2h 口服对比剂充盈肠道。

(4)增强扫描及血管造影检查前 4~6h 禁食、禁水,以防止发生过敏反应时发生呕吐或呛咳将胃内容物误吸入肺;检查前应询问有无过敏史,并做碘过敏试验。

(5)检查前去除检查部位的所有金属物品,以防伪影产生。

(6)危重病人须在医护人员监护下进行检查。

(7)儿童或不合作病人可口服催眠药以制动。

2. 检查过程中配合　嘱病人检查过程中不能随意翻动。胸腹部扫描时要按照语音提示平静呼吸或吸气、屏气；眼球扫描时眼睛要向前凝视或闭眼不动；喉部扫描时病人不能做吞咽动作。

二、磁共振成像

（一）检查方法及应用

磁共振成像（MRI）诊断不仅可显示被检查组织高清晰度的组织解剖结构，还在一定程度上反映组织的病理及生化改变甚至功能的改变。MRI 无放射性损伤，对软组织密度分辨力高，能多方位多序列成像，主要用于头颈部、胸腹部、神经系统及骨关节等部位疾病的诊断。

（二）检查前准备及注意事项

1. MRI 检查时间较长，检查前应给病人做好解释工作，让病人不要紧张，检查时务必保持安静，密切配合医护人员，在医生指导下保持正确的相对固定的检查体位。

2. 腹部检查前禁食禁水 4h。

3. 交代病人取下金属义齿、金银首饰等，不穿含金属的衣裤。

4. 置有人工金属瓣膜、心脏起搏器、金属假肢者及早期妊娠者不宜做此项检查。

5. 有精神症状、情绪不稳定、意识障碍等不能配合的病人，经临床专业医生和家属同意，并在医护人员、家属的监护下进行检查。

6. 不能配合的儿童应采取镇静措施，如水合氯醛口服或灌肠，待患儿安静后进行检查。

【练习题】

（一）单项选择题

1. 从事 X 线工作的医护人员应采取防护措施的原因为 X 线具有

　　A. 穿透性　　　　　　B. 荧光效应　　　　　　C. 感光效应

　　D. 电离效应　　　　　E. 热效应

2. 人体组织中密度最高的是

　　A. 骨骼　　　　　　　B. 肌肉　　　　　　　　C. 脂肪

　　D. 气体　　　　　　　E. 体液

3. 关于透视检查前的准备，以下**错误**的是

　　A. 向病人说明检查的目的、方法及注意事项

B. 指导病人检查中做好配合的姿势

C. 脱去检查部位厚层衣服

D. 去除影响 X 线穿透的物品

E. 膏药、敷料不必去除

4. 硫酸钡主要用于

   A. 支气管造影　　　　　B. 脑室造影　　　　　C. 胆囊造影

   D. 消化道造影　　　　　E. 静脉肾盂造影

5. 下列属于常规 X 线检查的方法是

   A. 透视、摄影　　　　　　　B. 体层摄影

   C. 电子计算机体层摄影　　　D. 磁共振

   E. 造影检查

6. 关于摄影检查前的准备，**不正确**的是

   A. 向病人解释摄片目的、方法、注意事项

   B. 检查前 1d 禁食

   C. 创伤病人摄片时尽量减少搬动

   D. 拍胸片时须屏气

   E. 腹部摄片须清理肠道

7. 心血管造影检查需要的对比剂是

   A. 空气　　　　　　　　B. 氧气　　　　　　　C. 硫酸钡

   D. 二氧化碳　　　　　　E. 碘剂

8. 关于超声检查的特点**不正确**的是

   A. 操作简便　　　　　　　　B. 无创伤、无痛苦

   C. 能及时获得结果　　　　　D. 可多次重复检查

   E. 放射性损伤小

9. 关于肺气肿 X 线表现**不正确**的是

   A. 两肺透亮度增加　　　　　B. 膈下降

   C. 肋间隙增宽　　　　　　　D. 呼吸动度明显增强

   E. 垂位心形

10. 关于气胸时 X 线表现**不正确**的是

    A. 肺与胸壁之间出现透亮区

    B. 无肺纹理

    C. 大量气胸时，纵隔向健侧移位

D. 大量气胸时看不到被压缩肺的边缘

E. 大量气胸时肋间隙增宽

11. 消化性溃疡确诊的主要 X 线表现是

A. 激惹现象   B. 龛影   C. 痉挛性切迹

D. 局部压痛   E. 黏膜皱襞断裂

12. 关于超声检查前的准备,**错误**的是

A. 胰腺检查前要禁食 8~12h

B. 胆囊检查前日晚摄取高脂肪饮食

C. 膀胱检查前 1h 饮水 500~1 000ml

D. 妇科检查前 2~3h 不得排尿

E. 幽门梗阻检查前应抽去胃潴留液

13. 慢性阻塞性肺气肿的 X 线表现为

A. 肺野致密度增加   B. 肋间隙变窄

C. 肺野透亮度增加,肺纹理稀少   D. 双侧横膈上升

E. 肺纹理增多

14. 胃肠钡餐造影前准备应

A. 排空大便   B. 多饮水   C. 检查心电图

D. 禁食禁水 12h   E. 检查出、凝血时间

15. 关于造影检查前准备,**错误**的是

A. 须用碘对比剂检查时,应提前做碘过敏试验

B. 造影检查适用于任何病人

C. 向病人解释有关检查的目的、方法及注意事项

D. 应做好抢救准备

E. 根据检查部位选择正确的造影方法

16. 钡剂灌肠时最主要的术前准备是

A. 术前摄腹部平片   B. 术前 1d 晚餐后禁食

C. 清洁肠道   D. 前 1h 禁饮水

E. 停用影响胃肠蠕动的药物

17. 十二指肠溃疡的 X 线造影检查直接征象是

A. 充盈缺损   B. 龛影

C. 黏膜皱襞纠集   D. 黏膜皱襞平坦而僵硬

E. 激惹征

18. 骨关节的 X 线检查方法最常用的方法

    A. 透视　　　　　　　　B. 摄影　　　　　　　　C. 造影

    D. 体层摄影　　　　　　E. 放大摄影

19. 胃癌的 X 线造影检查, 直接征象是

    A. 黏膜皱襞纠集　　　　　　B. 龛影位于胃轮廓内

    C. 龛影位于胃轮廓外　　　　D. 黏膜皱襞增宽

    E. 黏膜皱襞中断消失

20. 结肠造影检查前的准备**不正确**的是

    A. 前 1d 无渣饮食

    B. 遵医嘱服用硫酸镁或甘露醇等泻剂

    C. 忌用清洁剂

    D. 钡剂应加热到与体温接近

    E. 排便失禁者应使用气囊导管

21. 早期发现、诊断乳腺癌的 X 线检查项目是

    A. 体层摄影　　　　　　B. 荧光摄影

    C. 放大摄影　　　　　　D. 钼靶 X 线摄影

    E. CT 检查

22. 关于 CT 检查时的注意事项, **错误**的是

    A. 盆腔检查前 1h 须清洁灌肠

    B. 检查膀胱者须排空膀胱尿液后再扫描

    C. 病人须去除检查部位的金属物品

    D. 腹部检查前禁食 4～8h

    E. 胸腹部扫描要屏住呼吸, 喉部扫描不能做吞咽动作

23. 在进行磁共振成像检查前病人须去除的物品是

    A. 袜子　　　　　　　　B. 外衣裤　　　　　　　C. 金属首饰

    D. 塑料物品　　　　　　E. 纸质物品

24. 关于冠状动脉造影检查前准备, **错误**的是

    A. 造影前检查出凝血时间、血小板计数、凝血酶原时间等

    B. 训练深吸气等动作以配合检查

    C. 检查结束后穿刺部位加压包扎 2h

    D. 穿刺侧肢体限制活动 6～12h

    E. 一般于造影次日即可解除加压包扎并下地行走

25. 超声检查的方法**不包括**

    A. B超   B. M超   C. A超

    D. D超   E. C超

26. 透视检查是利用X线的

    A. 多普勒效应   B. 荧光效应   C. 感光效应

    D. 电离效应   E. 反射效应

27. 摄影检查是利用X线的

    A. 多普勒效应   B. 荧光效应   C. 感光效应

    D. 电离效应   E. 反射效应

28. 对肿瘤病人进行放射治疗是利用X线的

    A. 穿透性   B. 荧光效应   C. 感光效应

    D. 电离效应   E. 反射效应

29. 透视检查方法最常检查的部位是

    A. 胸部   B. 腹部   C. 颅脑

    D. 四肢   E. 心脏

30. 下列影像学检查中主要用于发现尿路形态改变的是

    A. CT检查   B. MRI检查

    C. 静脉肾盂造影   D. 逆行尿路造影

    E. 腹膜后充气造影

31. X线胸片显示两肺野透亮度增高,肺纹理纤细,心影狭长,膈肌位置下降,肋间隙增宽,诊断为

    A. 气胸   B. 液气胸

    C. 阻塞性肺不张   D. 阻塞性肺气肿

    E. 胸腔积液

32. MRI检查的优点**不包括**

    A. 对软组织密度分辨力高   B. 能多方位多序列成像

    C. 常规检查时不需引入对比剂   D. 能及时获得结果

    E. 无放射性损伤

33. 冠状动脉病变的首选影像学检查方法

    A. CT检查   B. 磁共振成像

    C. 计算机体层血管成像检查   D. 超声影像检查

    E. X线摄片

34. 消化道检查常用的对比剂是

    A. 碘化油   B. 硫酸钡   C. 泛影葡胺

    D. 碘化钠   E. 碳酸钡

35. 怀疑颅内肿瘤时, 应选用的检查方法为

    A. CT 检查   B. 脑血管造影   C. 透视

    D. 超声影像检查   E. X 线摄片

36. CT 检查的优点是

    A. 密度分辨力高   B. 空间分辨力高

    C. 密度分辨力低   D. 空间分辨力低

    E. 空间分辨力高而密度分辨力低

37. 关于普通 X 线检查前准备, **不正确**的是

    A. 检查前应向病人说明检查的目的、方法及注意事项

    B. 指导病人检查中须配合的姿势, 以便消除病人的紧张、恐惧心理

    C. 应充分暴露检查的部位, 协助病人去除影响 X 线穿透的物品

    D. 创伤病人摄片时, 应减少搬动, 以免增加组织的损伤

    E. 危重病人摄影时, 不需医护人员的监护

38. 关于 MRI 检查前准备, **错误**的是

    A. 嘱病人检查时务必保持安静, 在医生指导下保持正确的检查体位

    B. 腹部检查前禁食禁水 4h

    C. 交代病人取下金属义齿、金银首饰等, 不穿含金属的衣裤

    D. 置有人工金属瓣膜、心脏起搏器、金属假肢者可以做此项检查

    E. 不能配合的病人, 经临床专业医生和家属同意, 并在医护人员、家属的监护下进行检查

39. 关于腹部超声检查前准备, **错误**的是

    A. 肝、胆、胆道、胰腺等, 须空腹检查

    B. 检查前日晚餐不能进油腻食物

    C. 检查前要排空大便

    D. 有便秘或肠胀气者, 检查前一晚可服缓泻剂

    E. 检查前须饮水

40. 关于 X 线造影检查前的准备, **不正确**的是

    A. 检查前了解病人有无造影检查的禁忌证

    B. 向病人解释有关检查的目的、方法、注意事项及可能出现的不适反应等

C. 须用碘对比剂进行造影检查者，必须提前做碘过敏试验

D. 碘造影检查前准备好抢救药品和器械，做好抢救准备

E. 胃肠钡餐检查前不应清洁肠道

41. 关于X线穿透性的说法，**错误**的是

    A. 是X线成像的基础   B. X线是波长很短的电磁波

    C. 能穿透可见光不能穿透的物体   D. 可对人体进行透视和摄影

    E. 可观察到身体内结构的动态变化

42. 关于心、脑血管造影前的准备，**不正确**的是

    A. 检查前抽血检查凝血功能，做碘过敏试验及在穿刺部位备皮

    B. 禁食1d以上

    C. 检查前为病人连接好心电监护仪

    D. 检查前准备好抢救设备及药品

    E. 检查前0.5h肌内注射苯巴比妥钠及阿托品

43. X线检查时防护**不正确**的是

    A. 应避免短期内反复多次检查及不必要的复查

    B. 非检查部位须用铅橡皮遮盖

    C. 早孕妇女应避免放射线照射骨盆部

    D. 应控制检查次数

    E. 准确选择照射部位及范围，尽量保护周围组织和器官

44. 风湿性心脏病二尖瓣狭窄病人的X线表现是

    A. 烧瓶心   B. 靴形心   C. 梨形心

    D. 龛影   E. 充盈缺损

45. 风湿性心脏病主动脉瓣狭窄病人的X线表现是

    A. 烧瓶心   B. 靴形心   C. 梨形心

    D. 龛影   E. 充盈缺损

46. 中量以上的心包积液X线表现是

    A. 烧瓶心   B. 靴形心   C. 梨形心

    D. 龛影   E. 充盈缺损

47. 关于子宫输卵管造影检查前准备，**错误**的是

    A. 造影时间应在月经结束后7～14d

    B. 不宜安排在排卵期

    C. 造影前3d禁止性接触

D. 前一晚服泻药导泻或进行清洁灌肠

E. 检查前排空膀胱

48. 关于 X 线检查时的防护，说法**错误**的是

A. 用铅或含铅的物质作为屏障

B. X 线量与距离的平方成正比

C. 尽量保护周围组织和器官

D. 孕妇整个妊娠期都存在辐射相关的风险

E. 必要时对重要器官（如性腺等）用铅橡皮遮盖

49. 关于超声波的物理特性，说法**错误**的是

A. 指向性   B. 反射、折射和散射

C. 吸收与衰减   D. 多普勒效应

E. 电离效应

50. 关于超声检查前的准备，说法**错误**的是

A. 腹部检查须空腹检查

B. 腹部检查前一晚不能进油腻食物

C. 妇产科检查或盆腔检查不需要充盈膀胱

D. 心脏大血管检查一般不需要特殊准备

E. 经食管超声心动图检查时，检查前 8h 禁饮、禁食

（二）名词解释

1. 自然对比

2. 人工对比

3. 龛影

4. 充盈缺损

（三）简答题

1. 请简述造影检查前的准备。

2. 请简述气胸的 X 线表现。

3. 请简述良、恶性溃疡的 X 线影像区别。

4. 请简述超声检查的优点。

（赵宇航）

第九章 | 入院护理评估记录

【学习目标】

1. 具有严谨、求实、系统的护理诊断思维。
2. 掌握入院护理评估单书写的格式和内容。
3. 熟悉护理诊断的表述及排序。
4. 了解健康资料的收集、整理要求。
5. 学会入院评估单的书写。

【学习重点与难点】

入院护理评估记录是住院病历的重要组成部分。它是指护理人员利用健康评估的方法对新入院病人的健康状况进行全面、系统评估,将评估获得的健康资料进行整理分析,形成初步护理诊断的内容记录下来,主要包括病人的一般资料、健康史、身体评估、辅助检查和初步护理诊断/问题等。

一、健康资料

(一)资料的采集

(二)资料的整理

1. 核实资料的真实性和准确性。
2. 检查资料的完整性。
3. 对资料进行分类与综合。

(三)资料的分析

二、护理诊断

（一）护理诊断的构成

1. 现存性护理诊断

（1）名称：是对病人目前正在出现的健康状态或生命过程反应的概括性的描述。

（2）定义：是对每一个护理诊断名称清晰、精确的描述，以此来确定其特征性，与其他护理诊断相鉴别。

（3）诊断依据：是做出该护理诊断的临床判断标准，来自健康评估所收集的有关病人健康的主客观资料，也可以是危险因素。

（4）相关因素：是促成护理诊断成立和维持的因素，相关因素可以来自以下几个方面。

1）病理生理因素。

2）与治疗有关的因素。

3）情境因素。

4）成熟因素。

护理诊断的相关因素往往是多方面的，一个护理诊断可同时存在多个相关因素。同样的护理诊断，相关因素不同，护理措施也迥然不同。相关因素是制订护理措施的重要依据，因此确定护理诊断的相关因素很重要。

2. 危险性护理诊断　是护理人员对一些易感的个人、家庭、社区的健康状况或生命过程可能出现的反应所做出的临床判断，由名称、定义及危险因素三部分组成。

（1）名称：对病人可能出现的健康状态或生命过程反应的概括性的描述。

（2）定义：与现存性护理诊断相同，应清晰、精确的描述某一危险性护理诊断的定义。

（3）危险因素：是确认危险性护理诊断的依据，即导致病人、家庭或社区健康状况发生改变的可能性增加的因素。

3. 健康促进护理诊断　是护理人员对个人、家庭、社区具有达到更高健康水平潜能的动机、愿望做出的临床判断。健康性护理诊断常在护理人员为社区健康人群提供服务时采用。健康性护理诊断只有名称而无相关因素，常以"有……的趋势"的形式来表现，如"有营养改善的趋势""有家庭应对增强的趋势"。

4. 综合征　综合征是对一组特定的、同时发生的、最好采用相似护理措施进行干预的现存或有危险的护理诊断的描述。

（二）护理诊断的陈述

护理诊断的陈述是对病人健康状态的反应及其相关因素或危险因素的描述，可分为三部分陈述、两部分陈述和一部分陈述。

1. 三部分陈述

三部分陈述即 PSE 公式陈述法，多用于现存性护理诊断，由 P、S、E 三部分组成。P（problem）代表健康问题，即护理诊断的名称；S（signs and symptoms）代表症状体征，即诊断依据；E（etiology）代表相关因素，表述为"与……有关"。

如："$\underset{P}{\underline{体温过高}}$：$\underset{S}{\underline{腋温 39℃}}$ $\underset{E}{\underline{与肺炎有关}}$"。

2. 两部分陈述

两部分陈述即 PE 公式陈述法，包含护理诊断名称和相关因素。常用于"危险性护理诊断"的陈述。

如："$\underset{P}{\underline{有出血的危险}}$：$\underset{E}{\underline{与子宫收缩乏力有关}}$"。

3. 一部分陈述

一部分陈述即 P 陈述法，仅包含护理诊断名称，常用于"健康促进护理诊断"的陈述。

如："$\underset{P}{\underline{有睡眠改善的趋势}}$"。

（三）护理诊断的排序

1. 首优诊断　首优诊断指威胁被评估者生命安全的，需要护理人员立即采取行动解决的护理诊断或合作性问题，这些诊断往往与呼吸、循环或与生命体征异常有关。

2. 次优诊断　次优诊断指虽然不直接威胁病人的生命，但可导致其身体严重不适或情绪变化，须及早采取护理措施，避免病情进一步恶化的护理诊断或合作性问题。

3. 其他诊断　其他诊断指在安排首优诊断及次优诊断后，可以稍后考虑的护理诊断，这些诊断所需护理措施并不那么及时和必要，在护理工作中可晚些进行。

护理诊断的排序不是固定不变的，随着病人病情的发展变化、治疗及护理的进展，其顺序也会发生改变。如威胁生命的首优诊断得到解决后，次优诊断也可以上升为首优诊断。

三、入院护理评估记录

入院护理评估记录包括入院评估单／表（即护理评估记录首页）、护理计划单、护理记录和健康教育等。入院评估单是护理人员对新入院病人所收集的全面、系统的健康资料记录，一般要求在病人入院后24h内完成。

（一）单项选择题

1. 病人入院时间，在体温单的填写方式是

  A. 39～40℃之间，相应时间格内用红笔竖写

  B. 40～41℃之间，相应时间格内用蓝笔竖写

  C. 40～42℃之间，相应时间格内用红笔竖写

  D. 40～42℃之间，相应时间格内用蓝笔竖写

  E. 38～42℃之间，相应时间格内用红笔竖写

2. 住院处办理入院手续的根据是

  A. 单位介绍信　　　　 B. 转院证明　　　　 C. 门诊病历

  D. 住院证　　　　　　 E. 社保证明

3. 关于医嘱的执行和处理，以下**错误**的是

  A. 医嘱必须医生签名后方为有效

  B. 医嘱应每班、每日核对，查对后无需签名

  C. 下一班执行的临时医嘱要交班

  D. 处理医嘱应按先急后缓的原则进行

  E. 对有疑问的医嘱必须核对清楚后方可执行

4. 住院病人病案顺序排在第一的是

  A. 体温单　　　　　　 B. 入院记录　　　　 C. 医嘱单

  D. 会诊记录　　　　　 E. 护理记录单

5. 病人，女，45岁，教师。因工作劳累致"心绞痛"发作而急诊入院，该病人目前须被满足的层次需要是

  A. 生理　　　　　　　 B. 安全　　　　　　 C. 爱与归属

  D. 尊重　　　　　　　 E. 自我实现

6. 病人，女，66岁。入院诊后诊断为胃癌行胃大部分切除术，术后返回病房，护士巡视该病人的时间是

  A. 24h专人护理　　　　　　　　 B. 每30min巡视1次

  C. 每1h巡视1次　　　　　　　　 D. 每2h巡视1次

E. 每 3h 巡视 1 次

7. 护理评估包括的工作有

    A. 收集资料、计划资料和记录资料

    B. 评估资料、收集资料和分析记录资料

    C. 收集资料、分析整理资料和记录资料

    D. 核实资料、整理资料和实施记录资料

    E. 评估资料、分析整理资料和记录资料

8. 在护理诊断陈述的 PES 公式中，P 代表的含义是

    A. 健康问题   B. 病因或者相关因素

    C. 症状和体征   D. 病人的心理状况

    E. 实验室检查

9. 收集资料时，资料的最佳来源是

    A. 医护人员   B. 病人

    C. 病人的家属   D. 病人的病例

    E. 医疗护理文献

10. 关于护士收集健康资料的目的，**不正确**的是

    A. 了解病人的心理特征，以制订合适的护理计划

    B. 为制订护理计划提供依据

    C. 为评价护理效果提供依据

    D. 为护理科研积累提供依据

    E. 了解病人的隐私，为确定护理诊断提供依据

11. 护理病历作为临床护理工作最原始的文件记录，其临床意义**不包括**

    A. 能够体现护理服务质量和护理的专业水平

    B. 提供病人的信息资料

    C. 利于医护间的合作及协调

    D. 为护理教学及科研提供重要的资料

    E. 若发生医疗纠纷、进行伤残处理时，不能够作为法律证明文件提供法律依据

（二）名词解释

1. 现存性护理诊断

2. 首优诊断

3. 危险性护理诊断

（三）简答题

1. 护理程序由哪些步骤组成?

2. 护理病历书写的临床意义是什么?

（郭　丹）

附录 | 参考答案

第一章 绪 论

（一）单项选择题

1. A 2. E

（二）名词解释

1. 健康评估就是运用医学基本理论、基本知识和基本技能收集护理对象的健康资料，并对其现存或潜在的健康问题或生命过程中的反应做出判断，为进一步拟定护理计划、制订护理措施、评价护理效果提供依据。

2. 护理程序包括评估、诊断、计划、实施和评价五个环节。

（三）简答题

1. 健康评估的内容主要包括健康史评估、症状评估、身体状况评估、心理社会评估、实验检测、心电图检查、影像学检查等。

2. 健康评估学习目的

（1）了解个体的健康和生命过程中的经历，包括健康、疾病、康复和社会关系等。

（2）寻找促进健康和增进最佳身体功能的有利因素。

（3）识别护理需要、护理问题，作为选择护理干预方案的基础。

（4）评价治疗和护理效果。

第二章 健康史评估

（一）单项选择题

1. D 2. C 3. C 4. B 5. E 6. E 7. B 8. C 9. B
10. C

（二）名词解释

1. 主诉是病人本次就诊感受到最主要或最明显的症状、体征及其持续时间。

2. 现病史是围绕主诉详细描述评估对象自发病后健康问题的发生、发展、自我应对及诊治的全过程。

（三）简答题

1. 健康史采集注意沟通方式，避免诱导式提问，避免重复提问；注意避免使用专业性、难于理解的医学术语；注意文化背景；注意年龄差异；注意病情轻重，病情危重者，应在简要评估后实施抢救，待无生命危险后，再进行健康史的评估；注意非语言沟通。

2. 健康史包括一般资料、主诉、现病史、日常生活状况、既往史、家族史、心理社会评估等。

3. 主诉书写的要求

（1）简明扼要，一般不超过20个字。

（2）要注明症状和/或体征发生到就诊的时间。若病人出现的几个症状发生时间前后不同，应按其发生的先后顺序记录。

（3）主诉不能用诊断术语。

第三章　症　状　评　估

（一）单项选择题

1. A　　2. C　　3. C　　4. D　　5. A　　6. B　　7. D　　8. C　　9. E

10. B　11. B　12. A　13. D　14. D　15. B　16. C　17. D　18. D

19. A　20. B　21. D　22. D　23. A　24. E　25. D　26. E　27. A

28. B　29. D　30. A　31. B　32. B　33. C　34. A　35. C　36. D

37. E　38. E　39. B　40. B　41. B　42. B　43. C　44. E　45. D

46. C　47. D　48. B　49. B　50. A　51. E　52. B　53. D　54. C

55. D

（二）名词解释

1. 稽留热是指体温 39 ~ 40℃，24h 内波动 <1℃，持续数天或数周。

2. 弛张热是指体温 >39℃，24h 内波动 >2℃，体温最低时仍高于正常水平。

3. 咯血是指喉部及喉以下的呼吸道和肺部出血，经口腔咯出。

4. 呼吸困难是指病人主观上感觉空气不足、呼吸费力，客观上表现为呼吸运动用力，严重时出现张口呼吸、鼻翼扇动、端坐呼吸甚至发绀，可有呼吸频率、节律和深度的改变。

5. 三凹征表现为胸骨上窝、锁骨上窝、肋间隙凹陷，常见于吸气性呼吸困难。

6. 因心脏原因导致病人端坐呼吸，面色发绀，大汗淋漓，咳粉红色泡沫样痰，肺部可出现湿啰音和哮鸣音称为心源性哮喘。

7. 腹泻是指排便次数增多，粪便稀薄，或带有黏液、脓血或未消化的食物。

8. 黄疸是由于胆红素代谢紊乱，引起血清中胆红素增高，使皮肤、黏膜和巩膜黄染。

9. 便秘是指每周排便次数不足 2～3 次，便质干燥，严重者呈球形，排便困难。

10. 意识障碍是指人体对周围环境及自身状态的识别和觉察能力出现障碍的一种意识状态。

11. 抽搐是指全身或局部骨骼肌非自主的抽动或强烈收缩，常可引起关节的运动和强直。

12. 惊厥是指肌群收缩表现为强直性和阵挛性，一般表现为全身性、对称性，伴或不伴意识丧失。

（三）简答题

1. 引起发热的原因分为感染性发热和非感染性发热，以前者居多。感染性发热是由各种病原体如病毒、细菌、支原体等引起的感染；非感染性发热包括无菌性坏死物质吸收、抗原－抗体反应、内分泌与代谢障碍、皮肤散热障碍、体温调节中枢功能障碍、自主神经功能紊乱等。

2. 咯血常见于呼吸道疾病或心脏病史，出血前表现常有咽喉发痒或咳嗽，咳出鲜红血液常混有泡沫及痰，呈碱性，除非咯血咽下，否则不会有黑便。呕血有胃病或肝硬化病史，出血前表现为恶心、上腹部不适，呕出物混有食物残渣，呈酸性，常有黑便、呈柏油样便，无血痰。

3. 上消化道出血量一般在 50～70ml 以上可出现黑便；上消化道出血量在 250～300ml 会出现呕血；出血量达 800～1 000ml，有头晕、乏力、出汗、面色苍白、四肢厥冷、心慌、脉搏增快等急性失血表现；出血量 >1 000ml，出现血压下降、脉搏细弱、呼吸急促等急性循环衰竭表现。

4. 临床上对疼痛的评估多采用病人自述式评估，如用"0～10"这组数字表示疼痛的程度，"0"表示无痛，"10"表示剧痛，评估对象根据自我感受选择一个数字代表其疼痛的程度；也可将疼痛分为 4 级（无痛、轻度痛、中度痛、重度痛）或 5 级（无痛、轻度痛、中度痛、重度痛、剧痛),评估对象根据自我感受描绘疼痛的程度。

5. 肺源性呼吸困难因呼吸系统疾病引起肺通气、换气功能障碍,导致缺氧和/或二氧化碳潴留而引起。

6. 心源性呼吸困难主要由各种原因所致的左心衰竭和/或右心衰竭引起。左心衰竭主要由肺淤血和肺泡弹性降低所致,右心衰竭主要由体循环淤血所致。

7. 肝细胞性黄疸由于肝细胞严重损伤使其对胆红素的摄取、结合和排泌能力降低,导致血中非结合胆红素增加;而未受损的肝细胞仍能将部分非结合胆红素转化为结合胆红素,但因肝细胞肿胀、坏死及小胆管内胆栓形成等原因,使胆汁排泄受阻,部分结合胆红素反流入血,导致血中结合胆红素也增加,从而引起黄疸。

8. 轻度昏迷指意识大部分丧失,无自主运动,对周围事物及声、光刺激无反应,对疼痛刺激尚可出现痛苦表情或肢体退缩等防御反应。角膜反射、瞳孔对光反射、眼球运动和吞咽反射等可存在,生命体征无明显改变。

中度昏迷指对周围事物及各种刺激均无反应,防御反应及各种生理反射均减弱,无眼球运动,生命体征发生变化,可有大小便失禁或潴留。

深度昏迷指意识完全丧失,全身肌肉松弛,对各种刺激全无反应,眼球固定,瞳孔散大,各种反射均消失,大小便多失禁,生命体征明显异常,如呼吸不规则、血压下降等。

9. 全身性抽搐以全身骨骼肌痉挛为主要表现,典型表现为意识突然丧失、全身肌肉强直、呼吸暂停,继而四肢阵挛性抽搐、呼吸不规则、发绀、大小便失禁,可伴瞳孔散大、对光反射迟钝或消失、病理反射阳性等。

第四章 身体评估

(一)单项选择题

1. B	2. B	3. A	4. E	5. D	6. C	7. C	8. A	9. D
10. A	11. C	12. E	13. D	14. A	15. B	16. E	17. D	18. C
19. A	20. B	21. C	22. D	23. B	24. E	25. A	26. E	27. D
28. D	29. C	30. E	31. B	32. E	33. B	34. E	35. C	36. A
37. E	38. B	39. C	40. D	41. E	42. B	43. B	44. A	45. A
46. A	47. D	48. C	49. A	50. B	51. D	52. A	53. A	54. A
55. C	56. C	57. B	58. D	59. A	60. D	61. C	62. E	63. C

64. B 65. C 66. E 67. D 68. B 69. C 70. D 71. E 72. E
73. D 74. A 75. D 76. C 77. B 78. D 79. C 80. B 81. A
82. C 83. B 84. B 85. C 86. E 87. D 88. E 89. B 90. A
91. E 92. B 93. A 94. E 95. D 96. C 97. E 98. D 99. C
100. E 101. D 102. A 103. C 104. E 105. D 106. D 107. D 108. E
109. D 110. C 111. B 112. C 113. B 114. C 115. E 116. C 117. A
118. D 119. C 120. E 121. B 122. B 123. A 124. E 125. C 126. C
127. B 128. D 129. A 130. E 131. C 132. C 133. D 134. C 135. B
136. A 137. C 138. B

（二）名词解释

1. 身体评估是护士运用自己的感官或借助于简单的评估工具，了解人体健康状况的评估方法。

2. 视诊是以视觉来观察被评估者全身或局部状态的评估方法。

3. 满月面容是指面圆如满月，皮肤发红，常伴痤疮和胡须生长，常见于库欣综合征及长期应用糖皮质激素者。

4. 角弓反张位是指颈及脊背肌肉强直，头向后仰，胸腹前凸，背过伸，躯干呈弓形，常见于破伤风、小儿脑膜炎。

5. 慌张步态是指起步后小步急速趋行，身体前倾，有难以止步之势，常见于帕金森病。

6. 体型是指身体各部发育的外观表现，包括骨骼、肌肉的生长与脂肪分布的状态等。成年人的体型可分为无力型、正力型、超力型三种。

7. 荨麻疹又称为风团，为稍隆起皮面苍白或红色的局限性水肿，大小不等，形态各异，有瘙痒和灼痛感，常见于各种异性蛋白性食物或药物过敏。

8. 蜘蛛痣是皮肤小动脉末端分支性扩张所形成的血管痣，形似蜘蛛。

9. 小颅畸形是小儿囟门闭合多在 12～18 个月，早闭合呈现小头畸形，常伴智力发育障碍。

10. 科氏斑是指在相当于第二磨牙的颊黏膜处出现帽针头大小白色斑点。

11. 镜面舌指舌乳头萎缩，舌体变小舌面光滑呈粉红色或红色，多见于缺铁性贫血、恶性贫血、萎缩性胃炎等。

12. 颈静脉怒张指在 45° 的半卧位时颈静脉充盈度超过正常水平或立位坐位时可见颈静脉充盈，称为颈静脉怒张，提示体循环静脉压升高，见于右心衰竭、缩窄性心包炎、心包积液、上腔静脉阻塞综合征等。

13. 胸骨角又称为路易斯角。它是由胸骨柄与胸骨体两者连接处向前突起而形成。其两侧分别与相应第 2 肋软骨相连,是计数肋骨和肋间隙的主要标志。

14. 扁平胸是指胸廓呈扁平状,其前后径小于左右径的一半。常见于慢性消耗性疾病如肺结核、肿瘤晚期等。

15. 桶状胸是胸廓前后径与左右径几乎相等,甚至超过左右径,呈圆桶状,见于严重慢性阻塞性肺疾病。

16. 语音震颤是指被评估者发出语音时,声波沿气管、支气管及肺泡传到胸壁引起的共鸣振动,可用手触及,又称为触觉语颤。

17. 心脏触诊时感到心尖搏动徐缓而有力,手指被强有力的心尖搏动抬起,称为抬举性心尖搏动,是左心室肥厚的可靠体征。

18. 心脏震颤是心脏触诊时感觉到的一种细微震动感,类似于在猫的颈部触及到的呼吸震颤,又称为“猫喘”。通常心脏震颤是器质性心血管疾病的特征性体征,常见于心脏瓣膜狭窄或先天性心脏病。

19. 舒张早期奔马律是病理性的 S_3 出现在 S_2 之后,与原有的 S_1 和 S_2 组成三音律,在心率增快时,犹如马蹄奔跑的声音,是心肌严重损害的重要体征之一。常见于急性心肌梗死、心力衰竭、重症心肌炎等。

20. 腹膜刺激征是指压痛、反跳痛同时伴有腹肌紧张,是急性腹膜炎的重要体征。

21. 评估者将左手掌放于被评估者右前胸下部,拇指按压在右腹直肌外缘与右肋弓下缘交界处(胆囊压痛点),让被评估者缓慢深吸气,如在吸气过程中因疼痛而突然屏气,称为墨菲征阳性,又称为胆囊触痛征,常见于急性胆囊炎。

22. 病人腹壁凹陷几乎贴近于脊柱,全腹呈舟状,称为舟状腹,见于恶病质、结核病、糖尿病等慢性消耗性疾病。

23. 被评估者仰卧,将听诊器体件置于被评估者上腹,然后用弯曲的手指连续冲击其上腹部,如听到胃内气体与液体相撞击而发出的声音,称为振水音。空腹时出现提示幽门梗阻。

24. 急性胃肠穿孔或输卵管妊娠破裂时,腹壁明显紧张,硬如木板,称为板状腹。

25. 肠鸣音次数多且响亮、高亢,甚至呈叮当声或金属音,称为肠鸣音亢进,见于机械性肠梗阻。

26. 胃肠型与蠕动波是指胃肠道发生梗阻时,梗阻近端的胃或肠段饱满而隆起,可显示各自的轮廓,称为胃型或肠型,同时胃肠蠕动加强可出现蠕动波。

27. 移动性浊音是因体位不同而出现浊音区变动的现象,是腹腔内积液的重要体征。

28. 腹部触诊由浅入深按压腹部时,发生疼痛者,称为压痛。当触诊出现压痛后,手指在原处停留片刻,使压痛感稍趋稳定后快速抬起手指,腹痛骤然加剧伴痛苦表情,称为反跳痛,提示炎症已累及壁腹膜。

29. 肛裂为肛管下段深达皮肤全层的纵行及梭形裂口或感染性溃疡。

30. 痔为直肠下端黏膜下或肛管皮肤下的静脉丛扩大和曲张所致的静脉团。

31. 爪形手表现为掌指关节过伸,指间关节屈曲,骨间肌和大小鱼际萎缩,手呈鸟爪样,见于尺神经损伤、进行性肌萎缩等。

32. 杵状指表现为手指或脚趾末端指节明显增生增宽、肥厚,指/趾甲从根部到末端拱形隆起呈杵状,见于慢性肺脓肿、支气管扩张、发绀型先天性心脏病等。

33. 不随意运动为被评估者在意识清晰的状态下,随意肌不自主收缩所产生的一些无目的的异常动作,多为锥体外系病变的表现。

34. 共济运动为机体完成任一动作时所依赖的某组肌群协调一致的运动。

35. 浅反射是刺激皮肤或黏膜引起的反射,主要包括角膜反射、腹壁反射、提睾反射和跖反射。

36. 深反射是刺激骨膜、肌腱引起的反射,主要包括肱二头肌反射、肱三头肌反射、桡骨膜反射、膝反射和跟腱反射。

37. 病理反射也称为锥体束征,当锥体束受损时,大脑失去对脑干和脊髓的抑制作用而出现的异常反射。主要包括巴宾斯基征、奥本海姆征、戈登征、查多克征。

38. 脑膜刺激征为脑膜受到刺激的体征,见于脑膜炎、蛛网膜下腔出血及颅内压增高等,包括颈强直、克尼格征及布鲁津斯基征。

(三)简答题

1. 身体评估的注意事项

(1)环境安静、舒适,保护被评估者隐私,最好以自然光线照明。

(2)评估前洗手,避免医源性交叉感染。

(3)按一定的顺序进行评估。通常先观察一般状况,然后依次评估头部、颈部、胸部、腹部、脊柱、四肢及神经系统。必要时进行生殖器、肛门和直肠的评估。

(4)身体评估过程中要做到动作轻柔、准确、规范,内容完整而有重点。

(5)态度和蔼,要关心体贴被评估者。

2. 触诊的注意事项

(1)触诊前应向被评估者讲清评估目的和怎样配合,评估时手要温暖轻柔,避免引起被评估者的精神和肌肉紧张,致使不能很好地配合而影响评估效果。

(2)触诊时护士与被评估者都应采取适宜的位置才能获得满意的效果。一般护士应站在被评估者的右侧,面向被评估者,以便随时观察病人的面部表情;被评估者取仰卧位,双手自然置于体侧,双腿稍屈,腹肌尽可能放松,如评估肝、脾、肾也可取侧卧位。

（3）做下腹部触诊时可让被评估者排出大小便,以免将充盈的膀胱误认为腹腔包块,影响诊断。

（4）触诊时要手脑并用,结合病变的解剖部位和毗邻关系,边触边思考,反复斟酌,以判断病变的性质和来源。

3. 成人发育正常的指标

（1）头长为身高的1/（7～8）。

（2）胸围为身高的1/2。

（3）双上肢水平展开的指间距离约等于身高。

（4）坐高等于下肢的长度。

4. 病人可能的营养状态是营养不良。可依据皮肤、毛发、皮下脂肪和肌肉的情况,结合年龄、身高和体重进行评估。

（1）营养良好:黏膜红润,皮肤光泽、弹性好、皮下脂肪丰满。

（2）营养不良:皮肤黏膜干燥、弹性降低,皮下脂肪薄,肌肉松弛无力,指甲粗糙无光泽,毛发稀疏,肋间隙、锁骨上窝凹陷,肩胛骨突出。

（3）营养中等:介于良好与不良之间。该病人处于肿瘤晚期,热量、蛋白质和脂肪消耗过多会导致营养不良,表现为消瘦,重者可呈恶病质。

5. 临床常见皮疹的评估要点及临床意义见下表。

皮疹	评估要点	临床意义
斑疹	局部皮肤发红,与周围皮肤相平	斑疹伤寒、风湿性多形性红斑、丹毒
玫瑰疹	鲜红色圆形斑疹,直径2～3mm,胸、腹部多见	伤寒和副伤寒的特征性皮疹
丘疹	局部皮肤颜色改变且凸出皮肤表面	药疹、麻疹及湿疹等
斑丘疹	丘疹周围有皮肤发红的底盘	风疹、猩红热和药疹等
荨麻疹	稍隆起皮肤表面的苍白或红色、大小不等、形态不一的局限性水肿	各种过敏反应

6. 局限性淋巴结肿大的常见病因及特点

（1）非特异性淋巴结炎:由所引流区的急、慢性炎症引起。

（2）淋巴结结核：常发生于颈部血管周围，质地稍硬，大小不等，与周围组织粘连或相互粘连。晚期破溃后可形成瘘管，愈合后形成瘢痕。

（3）恶性肿瘤淋巴结转移：表现为淋巴结质地坚硬，与周围组织粘连，不易推动，一般无压痛。肺癌可向右侧锁骨上窝或腋窝淋巴结群转移；胃癌多向左侧锁骨上窝淋巴结群转移。

7. 皮下组织的细胞内及组织间隙内液体过多积聚称为水肿，分为三度。

（1）轻度：不易发现或仅见于眼睑、眶下软组织、胫骨前、踝部皮下组织，指压后组织轻度下陷，平复较快。

（2）中度：全身组织均见明显水肿，指压后可出现明显凹陷，平复缓慢。

（3）重度：全身组织严重水肿，身体低垂部位皮肤发亮，甚至有液体渗出。胸腔、腹腔等浆膜腔内可有积液，甚至外阴部亦出现严重水肿。

8. 浅表淋巴结的评估顺序是按耳前、耳后、乳突区、枕部、颌下、颏下、颈前、颈后、锁骨上窝、腋窝、滑车上、腹股沟、腘窝等顺序进行检查。

9. 扁桃体肿大一般分为三度，不超过腭咽弓者为Ⅰ度；超过腭咽弓者为Ⅱ度；达到或超过咽后壁中线者为Ⅲ度。多见于急性扁桃体炎。

10. 甲状腺肿大分三度。看不到肿大但能触及者为Ⅰ度；能触及且能看到，但在胸锁乳突肌以内者为Ⅱ度；超过胸锁乳突肌外缘者为Ⅲ度。

11. 单侧甲状腺肿大、大量胸腔积液、积气、纵隔肿瘤可将气管推向健侧；肺不张、胸膜粘连等可将气管拉向患侧。

12. 干啰音听诊特点

（1）吸气与呼气时均可闻及，以呼气时明显。

（2）音调较高，持续时间较长。

（3）强度、性质和部位易改变，瞬间内数量可明显增减。

临床意义：

（1）局限的干啰音由局部支气管狭窄所致，常见于支气管肺癌、支气管异物及支气管内膜结核等。

（2）广泛的双肺干啰音常见于支气管哮喘、心源性哮喘、慢性喘息性支气管炎等。

13. 湿啰音听诊特点

（1）断续而短暂，常连续多个出现。

（2）部位较恒定、性质不易变。

（3）咳嗽后可减轻或消失，以吸气末较明显。

（4）大、中、小水泡音可同时存在。

临床意义：

（1）局部湿啰音见于局部病变，如支气管扩张症、肺炎或肺结核等。

（2）两肺底湿啰音见于左心功能不全引起的肺淤血、支气管肺炎等。

（3）双肺满布湿啰音见于急性肺水肿。

（4）捻发音常见于老年人或久病卧床的病人。

14. 心脏瓣膜听诊区位置：二尖瓣听诊区又称为心尖区，位于心尖搏动最强点，多位于第 5 肋间左锁骨中线稍内侧；肺动脉瓣听诊区位于胸骨左缘第 2 肋间；主动脉瓣听诊区位于胸骨右缘第 2 肋间；主动脉瓣第二听诊区位于胸骨左缘第 3 肋间；三尖瓣听诊区位于胸骨下端左缘，即胸骨左缘第 4、5 肋间。听诊顺序：自二尖瓣区开始，然后沿逆时针方向按二尖瓣区、肺动脉瓣区、主动脉瓣区、主动脉瓣第二听诊区和三尖瓣区的顺序进行。

15. 第一心音和第二心音产生机制不同：S_1 是二尖瓣和三尖瓣关闭引起的振动所产生，标志着心室收缩期的开始；S_2 是主动脉瓣和肺动脉瓣关闭引起的振动所产生，出现于 S_1 之后，标志着心室舒张期的开始。听诊特点不同：S_1 听诊音调较低钝，音响较强，持续时间较长，约 0.1s，最佳听诊部位为心尖部，与心尖搏动同时出现；S_2 听诊音调较高，音响较弱，持续时间较短，约 0.08s，最佳听诊部位为心底部，在心尖搏动后出现。

16. 触及肝脏时，应注意其大小、质地、表面状态及边缘、有无压痛和搏动等。

17. 阑尾压痛点又称为麦克伯尼点，位于右髂前上棘与脐连线的外 1/3 与中 1/3 交界处，阑尾炎时压痛明显；胆囊压痛点，位于右锁骨中线与肋弓下缘交界处，胆囊病变常有压痛。

18. 肛门直肠评估时可根据病情需要，协助被评估者采取合适的评估体位。评估时常用的体位包括膝胸位、左侧卧位、仰卧位或截石位、蹲位。

19. 脊柱弯曲度的常见异常改变

（1）脊柱后凸：也称为驼背，多发生于胸段。其主要见于佝偻病（儿童）、脊柱结核（青少年）、强直性脊柱炎（成年人）、脊柱退行性变（老年人）等。

（2）脊柱前凸：多发生于腰段。主要见于妊娠晚期、大量腹水、腹腔巨大肿瘤、髋关节结核及先天性髋关节后脱位等。

（3）脊柱侧凸：根据侧凸的部位可分为胸段侧凸、腰段侧凸以及胸腰段联合侧凸。根据侧凸的性质可分为姿势性侧凸及器质性侧凸。姿势性侧凸主要见于儿童发育期姿势不良、椎间盘突出症、脊髓灰质炎后遗症等；器质性侧凸主要见于先天性脊柱发育不良、佝偻病、慢性胸膜肥厚等。

20. 肌力的分级见下表。

分级	评价
0级	完全瘫痪,无肌肉收缩
1级	可见肌肉轻微收缩,但无肢体运动
2级	肢体能在床面上水平移动,但不能抬离床面
3级	肢体能抬离床面,但不能对抗外加的阻力
4级	能对抗部分阻力,但较正常人弱
5级	正常肌力

21. 病理反射主要包括巴宾斯基征、奥本海姆征、戈登征、查多克征。脑膜刺激征包括颈强直、克尼格征及布鲁津斯基征。

第五章　心理社会评估

(一)单项选择题

1. D　2. D　3. C　4. E　5. A　6. E　7. B　8. B　9. D
10. B

(二)名词解释

1. 认知:是人们推测和判断客观事物的心理过程,是在过去的经验和对有关线索进行分析的基础上形成的对信息的理解、分类、归纳演绎及计算。

2. 抑郁:是个人失去某种他重视、追求的东西时产生的一种消极、低沉的情绪。

3. 感觉:是人脑对直接作用于感觉器官的当前客观事物的个别属性的反映,为最基本的认知过程。

(三)简答题

1. 病人的心理特征包括情绪变化特征、行为反应特征、人格变化特征、认知活动特征。

2. 应激反应包括生理反应、情绪反应、认知反应、行为反应。

3. 自我概念由以下四部分组成。

(1)身体意象:简称为体象,指个体对自己身体外形和功能的认识与评价。

(2)社会认同:指个体对于自身的社会人口特征的认识与感受。

（3）自我认同：指个体对于自身智力、能力、性格、道德水准等的认识与判断。

（4）自尊：指个体尊重自己、维护自己的尊严与人格，不容其他人歧视、侮辱的一种心理意识和情感体验。

第六章　常用实验检测

（一）选择题

1. C　　2. B　　3. E　　4. A　　5. A　　6. E　　7. B　　8. C　　9. A

10. B　　11. A　　12. E　　13. D　　14. B　　15. C　　16. A　　17. C　　18. E

19. A　　20. D　　21. D　　22. D　　23. C　　24. C　　25. A　　26. A　　27. E

28. E　　29. D　　30. C

（二）名词解释

1. 甲胎蛋白（AFP）是胎儿早期由肝脏和卵黄囊合成的一种血清糖蛋白，出生后 AFP 的合成很快受到抑制。当肝细胞或生殖腺胚胎组织发生恶变时，已丧失合成 AFP 能力的细胞又重新开始合成，使血 AFP 含量明显升高。

2. 红细胞沉降率（ESR）简称为血沉，是指红细胞在一定条件下沉降的速率，它受多种因素影响，如血浆中各种蛋白的比例改变及红细胞数量和形状。

3. 网织红细胞是一种尚未成熟的过渡型细胞，其数量增减可反映骨髓造血功能的盛衰。

4. 柏油样便为稀薄、黏稠、漆黑、发亮的黑色粪便，呈柏油状样，常见于各种原因引起的上消化道出血，如消化性溃疡、肝硬化等。

5. 在严格控制饮食和肌肉活动相对稳定的情况下，肾在单位时间内将若干毫升血浆中的内生肌酐全部清除出去，称为内生肌酐清除率。

6. 镜下血尿是指离心沉淀后的尿液每高倍视野中平均见到 3 个以上的红细胞。

7. 出血时间是指将皮肤毛细血管人工刺破后出血至自然停止所需的时间。

8. 贫血是指单位容积的外周血液中红细胞数及血红蛋白量低于参考值的下限。

9. 镜下脓尿是指离心沉淀后的尿液每高倍视野中平均见到 5 个以上的白细胞或脓细胞。

10. 管型是蛋白质、细胞及其破碎产物在肾小管或集合管内凝集而成的圆柱状物体。

（三）简答题

1. 红细胞和血红蛋白病理性减少的原因

（1）红细胞生成减少：常见于造血物质缺乏，如缺铁性贫血、巨幼细胞贫血；造血功能障碍，如再生障碍性贫血、白血病伴发的贫血等。

（2）红细胞破坏过多：可见于遗传性或获得性溶血性贫血，如遗传性球形红细胞增多症、阵发性睡眠性血红蛋白尿、免疫性溶血性贫血等。

（3）失血：急、慢性失血均可致贫血。

2. 中性粒细胞病理性增多的原因：①急性感染；②急性失血和溶血；③急性中毒；④严重的组织损伤或坏死；⑤恶性肿瘤。

3. 病理性红细胞沉降率增快的临床意义

（1）各种炎症。急慢性炎症均可使红细胞沉降率增快，红细胞沉降率增快还可反映病变的活动性，如风湿病和结核病病变活动时红细胞沉降率增快，病变静止时红细胞沉降率正常。

（2）组织损伤及坏死。严重创伤、大手术、急性心肌梗死等红细胞沉降率增快，心绞痛时红细胞沉降率正常。

（3）恶性肿瘤。红细胞沉降率测定结果是鉴别良、恶性肿瘤的参考依据，各种恶性肿瘤红细胞沉降率增快，而良性肿瘤红细胞沉降率正常。

（4）各种高球蛋白血症、高胆固醇血症、贫血等均可使红细胞沉降率增快。

4. 口服葡萄糖耐量试验采集标本：试验前 3d 正常进食及活动，停用影响糖代谢的药物；试验当天将葡萄糖 75g（儿童按 1.75g/kg 体重，总量不超过 75g）溶于 300ml 水中空腹口服，分别在服糖前和服糖后 30min、1h、2h、3h 取血测定血浆葡萄糖浓度，同时留取尿标本做尿糖定性检测。

5. 细菌培养和 24h 尿液检查的标本采集

（1）收集标本的容器要清洁、干燥、一次性使用。容器上要粘贴尿液检验单副联，注明被检者姓名、病区、床号等。

（2）细菌培养时，可用 0.1% 苯扎溴铵消毒外阴和尿道口，留取中段尿或导尿于消毒容器中。

（3）采集 24h 尿液标本做尿蛋白或尿酮体定量时，应加入防腐剂，常用甲苯 5ml。

6. 血尿的原因

（1）泌尿系统疾病，泌尿系统炎症、结核、结石、肿瘤、血管畸形、损伤等均可致血尿。

（2）出血性疾病，如血友病、特发性血小板减少性紫癜等。

（3）全身性疾病，如感染性心内膜炎、系统性红斑狼疮等。

7. 持续性糖尿的临床意义

（1）血糖正常性糖尿：也称为肾性糖尿，是指血糖浓度正常，由于肾小管病变导致葡萄糖的重吸收能力降低而致尿糖阳性。血糖正常性糖尿常见于慢性肾小球肾炎、肾病综合征、间质性肾炎和家族性糖尿病等。

（2）血糖增高性糖尿：最常见于糖尿病，也可见于甲状腺功能亢进症、库欣病、嗜铬细胞瘤、肢端肥大症、胰腺炎、肝硬化等。

8. 用化学方法检测隐血试验时标本采集：试验前 3d 内应嘱病人禁食瘦肉、动物血、动物肝脏、富含叶绿素的食物，停服铁剂和维生素 C，勿咽下口咽部的出血，以免发生假阳性。

9. 肝功能检查的标本采集：抽取空腹静脉血 2～3ml，注入干燥试管内，勿使溶血。

10. 内生肌酐清除率测定的标本采集

（1）标准 24h 留尿法：于严格控制饮食的第 4 天晨 8 时将尿排净，然后收集至次晨 8 时的 24h 尿液于标本瓶内，并加入甲苯 4～5ml 防腐。

（2）4h 留尿改良法：收集严格控制饮食的第 4 天晨 6～10 时的尿液。

第七章　心电图检查

（一）单项选择题

1. A	2. A	3. A	4. C	5. B	6. C	7. B	8. A	9. D
10. B	11. D	12. D	13. C	14. B	15. A	16. C	17. E	18. B
19. E	20. C	21. B	22. B	23. C	24. E	25. B	26. D	27. C
28. A	29. E	30. C	31. E	32. A	33. B	34. A	35. E	36. D
37. D	38. A	39. C	40. A	41. E	42. D	43. A	44. C	45. A

（二）名词解释

1. 心电图是使用心电图机通过导线与被评估者体表相连，记录心脏每一个心动周期电活动变化的曲线图形。

2. 在人体不同部位放置电极，并通过导线分别与心电图机的正负极相连，这种记录心电图的电路连接方法称为心电图导联。

3. 心电轴通常指平均 QRS 心电轴，代表心室除极过程中的平均电势方向和强度。一般采用平均心电轴与 I 导联正侧段之间的角度来表示平均心电轴的偏移方向。

4. 完全性代偿间歇：期前收缩前后两个窦性 P 波间距等于相邻两个窦性 P 波间距的两倍。

5. 不完全性代偿间歇：期前收缩前后两个窦性 P 波间距小于相邻两个窦性 P 波间距的两倍。

（三）简答题

1. V_1 导联探查电极放于胸骨右缘第 4 肋间、V_2 导联探查电极放于胸骨左缘第 4 肋间、V_3 导联探查电极放于 V_2 与 V_4 连线的中点、V_4 导联探查电极放于左锁骨中线与第 5 肋间相交处、V_5 导联探查电极放于左腋前线与 V_4 同一水平、V_6 导联探查电极放于左腋中线与 V_4 同一水平。

2. 一个正常完整的心动周期所描记的心电图包括四个波，即 P 波、QRS 波群、T 波、u 波；三个间期/段，即 PR 间期、QT 间期、ST 段。

3. QRS 波群因探查电极的位置不同而呈多种形态，须统一命名：首次出现的位于等电位线以上的正向波称为 R 波；R 波之前的负向波称为 Q 波；R 波之后的第一个负向波称为 S 波；S 波之后的正向波称为 R′ 波；R′ 波之后再出现的负向波称为 S′ 波；QRS 波群只有一个负向波称为 QS 波。一般用英文字母大小写来体现各波振幅的大小。波幅≥0.5mV 者，用大写字母 Q、R、S 表示；波幅 <0.5mV 者，则用小写字母 q、r、s 表示。

4. 如果受检者心律不规则，应该计算平均心率。

（1）连续计数 30 个大格（共 6s）内的 QRS 波群或 P 波数，然后乘以 10。

（2）测量同一导联连续 5 个以上 RR/PP 间期，取其平均值，代入上述公式，计算出心率。

5. ①心电轴左偏：电轴位于 −90°～−30° 范围，见于横位心（肥胖、妊娠后期、大量腹水等）及左心室肥厚、完全性左束支传导阻滞、左前分支传导阻滞等。②心电轴右偏：电轴位于 +90°～+180° 范围，见于正常垂位心、右心室肥厚、完全性右束支传导阻滞、左后分支传导阻滞等。③不确定电轴：电轴位于 −180°～−90° 范围，见于正常人（正常变异）、肺心病、冠心病、高血压等。

第八章　影像学检查

（一）单项选择题

1. D　2. A　3. E　4. D　5. A　6. B　7. E　8. E　9. D

10. D　11. B　12. B　13. C　14. D　15. B　16. C　17. B　18. B

19. B　20. A　21. D　22. B　23. C　24. C　25. E　26. B　27. C

28. D　29. A　30. C　31. D　32. D　33. C　34. B　35. A　36. A

37. E　38. D　39. E　40. E　41. E　42. B　43. B　44. C　45. B

46. A　47. A　48. B　49. E　50. C

（二）名词解释

1. 自然对比是指利用人体组织和器官自然存在的密度差异来形成明显对比的影像。

2. 人工对比是指人体有些部位相邻脏器的密度相仿,不能形成自然对比,可以借助一些密度明显高于该部位脏器的物质(如硫酸钡、碘剂等)或密度更低的物质,引入被检查器官,人为造成器官和组织的密度差异,使之产生明显对比而显影。

3. 龛影是指消化道管壁因病变侵蚀造成的局限溃烂部分形成凹陷被对比剂充盈后显示的影像,是溃疡性病变的 X 线直接征象。

4. 充盈缺损是指病变向消化管腔内突出使局部不能被对比剂充盈而形成缺损。

（三）简答题

1. 造影检查前的准备:

(1)应仔细了解病人有无造影检查的禁忌证,如严重的心、肝、肾疾病或过敏体质等。

(2)向病人解释有关检查的目的、方法、注意事项及可能出现的不适反应等。

(3)须用碘对比剂进行造影检查者,必须提前做碘过敏试验。

(4)准备好抢救药品和器械,做好抢救准备。

2. 气胸 X 线表现为胸腔上部或外侧肺纹理消失呈透亮区,肺组织被压向肺门,纵隔向健侧移位,患侧膈下移、肋间隙变宽。

3. 良性溃疡 X 线显示龛影呈圆形或椭圆形,密度均匀、边缘光滑整齐,底部平,其周围有一圈由黏膜水肿所致的透明带。恶性溃疡 X 线显示龛影形态不规则、边缘不整齐,常有充盈缺损,局部黏膜皱襞破坏、消失、中断,其周围胃壁僵硬、蠕动消失。

4. 超声检查的优点有成像快、操作简便、无创伤、无痛苦、可多次重复检查、能及时获得结果、无禁忌证和放射性损伤。

第九章 入院护理评估记录

（一）单项选择题

1. C   2. D   3. B   4. A   5. A   6. A   7. C   8. A   9. B
10. E   11. E

（二）名词解释

1. 现存性护理诊断是对病人目前正在出现的健康状态或生命过程反应的概括性的描述。

2. 首优诊断指威胁被评估者生命安全的，需要护理人员立即采取行动解决的护理诊断或合作性问题，这些诊断往往与呼吸、循环或与生命体征异常有关。

3. 危险性护理诊断对病人可能出现的健康状态或生命过程反应的概括性的描述。

（三）简答题

1. 护理程序由护理评估、护理诊断、护理计划、实施、评价组成。

（1）护理评估：是护理程序的开始，是护士通过与病人交谈、观察、护理体检等方法，有目的、有计划、系统地收集护理对象的资料，为护理活动提供可靠依据的过程。

（2）护理诊断：是关于个人、家庭或社区对现存的、潜在的健康问题或生命过程反应的一种临床判断，是护士为达到预期目标（预期结果）选择护理措施的基础。

（3）护理计划：是针对护理诊断制订的具体护理措施，是进行护理行动的指南。

（4）实施：是为达到护理目标而将计划中的各项措施付诸行动的过程。

（5）评价：是将病人的健康状况与预期目标进行有计划、系统地比较并做出判断的过程。通过评价，可以了解病人是否达到了预期的护理目标。

2. 护理病历作为临床护理工作最原始的文件记录，具有以下意义：

（1）能够体现护理服务质量和护理的专业水平。

（2）可以及时、动态、全面地提供病人的信息资料，利于医护间的合作及协调。

（3）为护理教学及科研提供重要的资料。

（4）若发生医疗纠纷、进行伤残处理等情况时，可作为法律证明文件，提供法律依据。

57检